U0320365

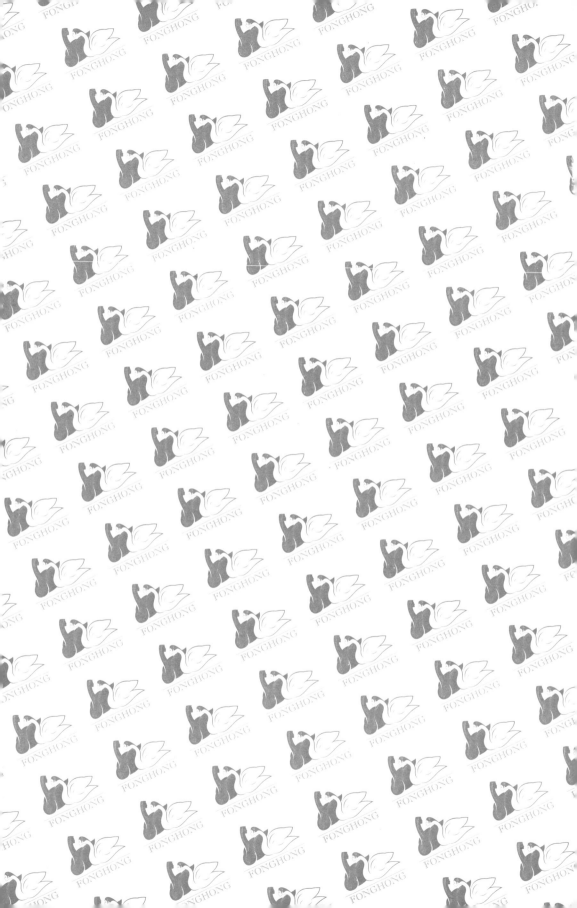

每个女人都能学会的四步养生法○

简养

李军红 著

天津出版传媒集团

天津科学技术出版社

图书在版编目（CIP）数据

简养：每个女人都能学会的四步养生法 / 李军红著
. -- 天津：天津科学技术出版社，2020.7
ISBN 978-7-5576-7320-8

Ⅰ.①简… Ⅱ.①李… Ⅲ.①女性—养生(中医)
Ⅳ.①R212

中国版本图书馆CIP数据核字(2019)第289531号

简养：每个女人都能学会的四步养生法
JIAN YANG:MEIGE NÜREN DOU NENG XUEHUI DE SIBU YANGSHENGFA
责任编辑：孟祥刚　刘丽燕
责任印制：兰　毅
出　　版：天津出版传媒集团
　　　　　天津科学技术出版社
地　　址：天津市西康路35号
邮　　编：300051
电　　话：（022）23332490
网　　址：www.tjkjcbs.com.cn
发　　行：新华书店经销
印　　刷：三河市金元印装有限公司

开本 700×1000　1/16　印张 16.5　字数 182 000
2020年7月第1版第1次印刷
定价：45.00元

序

从 2009 年写第一本大众养生书至今，一晃十余年过去了。陆陆续续出的几本书都体现了我行医治病的心路历程，而通过写作我也发现，只有真正用心，自己的医学技能才能得到提高，也才能真正帮助到大家。

本书是一本女性健康图书，里面的内容涉及养颜美容、妇科疾病的防治、饮食和生活习惯的调理等方面。考虑到实用性，我从中西医结合的角度，尽可能把西药换成中成药，把处方药调成非处方药，把烦琐的汤剂换成可以随时购买的中药丸，里面给出的治病方法不仅简单，而且实用。我之所以这么做，只有一个目的，那就是把真正意义上的全民健康惠及每一个家庭，而这也是我写作每本书的宗旨。

现代社会，互联网越来越发达，每天除了在单位坐诊给病人看病之外，我还会在网上或手机上会诊。因为网络会诊和面诊不同，不能真正做到四诊合参，即望、闻、问、切，全凭病人自述、提交化验单等检查结果的照片等，但凭借自己多年临床积累的经验，我还是可以做出专业的判断，给出正确的方药。像那些外地比较远的患者，可以选择这种方式看病。

这些年我看过的女性病人不计其数，时间长了，我就发现，病其实也是"心魔"，疾病跟病人自己的认识、观念等一些主观因素有很密切的关系。

比如最常见的阴道炎，要知道，阴道本身就是一个有菌的环境，是有自己的菌群平衡的，但有的人却觉得洗肯定比不洗好，于是过度清洁，各种消炎药、洗液，甚至栓剂，一起用上，本来好好的，倒惹出一身病。还有一些人，平时大大咧咧，一副无所谓的生活态度，是真的无所谓吗？并不是，某天通过一个小小的检查，忽然得知自己得了比较重的病，于是开始患得患失，甚至觉得天就要塌了，以前的潇洒、不羁全去了九霄云外，结果，还没开始调理治疗，自己先丢了半条命。

这两种截然相反的心态，都是不好的。时至中年，我结合自己这些年的看诊经历，深深觉得，想要有一个好身体，其实并不难。从中医学的角度来说，只要先解决了七情（怒、喜、忧、思、悲、恐、惊）——内因致病，再加上应时令，顺寒暑，积极地锻炼，健康饮食——又解决了外因，平时多加注意，多多用心领悟，健康就能唾手可得。

是大家让我成长起来的，我会一如既往地和你们一起学习、探讨。除此之外，书中还有很多不足之处，望大家给予指正，衷心感谢你们这么多年来的陪伴，谢谢！

{目录}

第 一 章　　**调气养血，气血足的女人气色好**

第 四 章　**美由心生，调情畅志的终极养生之道**

新妇科千金方

第一章

调气养血，
气血足的女人气色好

女人美不美，全由气和血说了算

气血到底有多重要

就如何调养身体来说，女性显然比男性更关注自己的身体。她们不仅花费不菲的金钱避免自己年华老去，也时刻注意提升自己的气质。

气质到底是什么呢？难道仅仅是一种外现的典雅、大方、从容吗？中医里的"气质"，和传统心理学上的概念是不一样的，把"气质"两个字拆开来说，你会发现里面不但有气，还有质，既包括来自先天的父母之气，也有后天的自我潜化之质，由此才形成了一种由内而外散发出来的人格魅力。先天的父母之气不可更改，后天的自我潜化却大有可为，而其中起关键作用的，就是气和血。也只有把气和血都养好了，才能养出一个"内""外"都好、气质绝佳的完美女人。

活得好不好，全由气和血说了算。这句话一点都不夸张。因为只有气血足了，人才有精气神，展现在大家面前的，才是一个健康的气质状态；而气血亏的人，懒言少语，面色苍白，稍微活动量大点就感到累，疲惫不堪，这种面色惨白的病态美，可不是中医讲的气质美人。

西医没有补气的说法，只有靠白蛋白、胸腺素之类的药来提高免疫力。其实，这跟补气血有异曲同工之妙，如果不是累了耗伤了气血，我们就不会失眠多梦、心慌气短，也不会免疫力低下。

哺乳期的女性，乳汁就是气血所化，后天补充不足，也会耗伤气血。围产期的女性气血亏损，也会恶露不尽，胞宫很久也不能复原。气血亏的人就像是原材料不足，不是溢乳，就是亏乳。像这样的例子，举不胜举。

辨清表现与主因，调气养血有依循

气血不足会有哪些表现呢？

第一就是懒言，不爱说话，跟别人聊天一点激情都没有。其实，现在所说的贫血和低血压都是气血亏的表现。贫血的话，按血常规中血红蛋白的数值来讲，成年人的血红蛋白会低于每升110克，甚至是七八十克。这种人只要一站起来就会头晕，眼前发黑或眼冒金星，这就是典型的贫血症状。低血压明显的人，四肢不温，长时间手脚冰凉，这种人始终觉得累，即便是什么都不干也觉得累。如果是上班，只要到了下午，两腿就跟灌铅似的抬不动，哪里还谈得上斗志和创新，即便是有心她也无力，这都是气血亏虚的表现。

气血不足没办法支撑正常的生活和工作，是因为没有好的底子。所以说，一个人活得好不好，跟气血足不足有很大的关系。

现在有气血困扰的人挺多的，那到底是什么会导致我们气血不足呢？

以前在食物不充足的年代，主要是营养不良引起贫血，导致气血亏。但是现在的人出现气血亏，都是我们自己"作"出来的，其实就是熬夜、加班、节食减肥等不良的生活习惯引起的。

究其原因，就是睡眠不足和劳累。劳累最耗伤气血。还有那些靠饥饿节食减肥的女性，没有能量的补充，气血就没有来源，最后还会导致贫血、低血压，这是一个误区。20多岁的时候，年轻气盛的你还能扛得住，但到了三四十岁你就是想扛也扛不住了。

可见，现在女性气血亏的主要原因，其实跟温饱已经没有关系了，而是过度劳累、熬夜的生活习惯以及不了解自己是什么样的体质乱吃乱喝，胡乱减肥，这些才是导致我们气血不足的重要原因。

掌握总纲，气血调养不用慌

那气血亏了该怎么养回来呢？

方法其实很简单。补气血首先要做的就是要有充足的睡眠和休息。

中医讲精生气血，肾主藏精。肾气充足的人声音洪亮，说话很有底气，这就是中医所说的精气神儿比较足。日常生活中，睡眠就是在养气养血，睡眠足了，气血也就足了，人自然就有精气神儿了。

一般情况下，由于劳累和睡眠少导致的气血不足，都可以通过调整作息和增加睡眠来恢复。道理我们都知道，但是很少有人能够做到规律睡眠。从中医角度看，休息好不好直接影响着我们的内分泌，影响着精、气、血。有些调理失眠的中成药可以起到很好的辅助作用，比如百乐眠、乌灵胶囊、枣仁安神丸之类的，它们既能帮助睡眠，又能养神，也可以补气。如果觉得自己只是因为工作劳累气亏，可以含西洋参含片，含在舌下一到两片就可以，含到软了没有味道的时候，可以嚼碎吃掉，再喝点水漱漱口。

中药所说的人参，的确是非常好的营养品。人参不是兴奋剂，不含兴奋剂的成分。人参补气最好，上岁数的人可以常用人参泡水喝，确确实实有好处。但用人参的时候，宜多喝水，这样不仅吸收好，还不容易上火。通常我们用人参补身体的时候，会出现牙龈肿痛、嘴里长溃疡、大便干燥、小便灼热，或者是诱发扁桃体炎，甚至是鼻出血，这都是因为补得太过，一定要停用。

但如果本身有贫血的病史，先补气根本起不到作用，那就得先补血。很多人都说补血吃大枣，吃枣能不能起到很有效的补血作用，还没有定论，即便是能补，估计也得吃几大盆。你可以服用有补血作用的中成药，像复方阿胶浆，这种口服液的补血效果就很好；也可以自己买阿胶块吃，不要吃太大量，十来克就可以。吃了阿胶后胃肠会有种暖暖的感觉，这是因为阿胶本身就偏热。不过，补血是一个漫长的过程，欲速则不达，千万不能急。

上面讲了，气和血是互生的关系，除此之外，我们还要看体质。比如本身脾胃弱的人，即便是补也吸收不了，可以用补中益气丸或参苓白术丸先调理脾胃，等你吃什么都香的时候，消化功能正常了，才能吸收，才能化生气血。还有低血压的病人，低血压就是中医所说的气血亏损，气血亏损会导致心气不足，就会经常心慌气短，这种情况可以吃生脉饮，这种药可以升压，还可以化生气血。

还有一个补气血的食疗方：桑葚。桑葚味甘性平，补肾精效果很好。如果没有新鲜的桑葚，可以用桑葚干泡茶，口感也很不错。

桂圆也是很不错的一味补气血食材，新鲜的桂圆入药就是中药房里的龙眼肉，我们平时煲汤可以放一些干的桂圆肉，很方便。

补气还可以用红参或西洋参，红参和西洋参片一样，随时都可以在舌头底下含一两片，多含一会儿，效果也非常好。

但有一点大家一定要注意，不管什么样的补剂，都要有个度，不能吃太多，如果吃到感觉燥、口干、便秘了，就要及时停用，而且吃任何补剂的时候一定要注意多喝白开水。

气血直接影响着我们的生活质量，现代人很多气血虚亏，都是不良的生活习惯造成的，长期加班、熬夜、节食减肥是三大诱因。补气血的食疗方有很多，但首先要保证充足的睡眠和休息。我们千万不要错误地以为，无论在什么情况下都可以吃点补药。乱补也会打乱体内的阴阳平衡，反而对健康不利。

节食减肥最伤气血,也最不靠谱

很多女孩减肥都喜欢节食,总觉得这种方法立竿见影,还不用运动。其实,这种方法是最不靠谱的。要想健康减肥,还是要靠运动。胖人之所以会胖,都是因为脂肪长期堆积导致代谢不掉。只有运动才能加速代谢,把脂肪消耗掉。同时,还要在运动之后补足水分和蛋白质,这样才能让你在减肥的同时不会虚脱。

我们可以通过吃鸡蛋白来补充蛋白质。要想减肥,可以晚餐吃鸡蛋,一般有一个蛋黄、两个蛋白就足够补充身体所需的营养了,加上足够的水,你试试,一个月下来,可以减好几斤。我每次去拳馆运动两个多小时,运动的量很大,也会出很多汗,回来就吃两三个鸡蛋,一根生胡萝卜,有时候还吃一根黄瓜,再加上足量的白开水,这样做不仅塑身,还不长肥肉。

气血不足，四招快速自测

怎么辨别自己是不是气血亏损？有四种简单的方法：

第一种方法是把脉。把脉乍一听很神秘，其实很容易。将食指、中指、无名指三指并拢，找到手腕外侧（靠近大拇指的那一侧）动脉搏动的位置。气血虚的人，是沉细脉。什么叫沉细脉呢？就是摸到的搏动很细小、很微弱，甚至有时很难找到动脉的搏动。也正是中医所说的"细则推筋着骨寻"的感觉，这也正是气血不足的表现。

第二种方法是看下眼皮。对着镜子，轻轻扒开自己的下眼皮，一般气血充足的人，下眼睑红润一片，红多白少；而气血不足的人，扒开下眼睑，白多红少，甚至是上面的毛细血管清晰可见，这都是气血不足导致的，应该尽快调理。

第三种方法是通过自身的感觉来判断。气血亏的时候无论做什么事感觉都没有情绪，没有激情。血亏的人，突然站起来就眼前发黑、眼冒金星，这也是体位性低血压的一个表现，这种人往往是低血压同时伴随贫血。因为气血不足，突然站起来，气血供不上，就出现类似眼冒金星、眼前发黑，甚至要摔倒的感觉。

第四种方法就是看嘴唇。气血不足的女性因为口唇发白，出门会随身携带口红，而气血充足的女性什么时候都不用涂口红，嘴唇始终光泽红润。

另外，如果突然感到心慌和心悸，这就是气血不足引起的心气虚。这里我们要说一下，心脏是一个泵，通过跳动向全身输送血液，当气血充足的时候原本跳一下就行，现在要跳两下才能完成，这就是心动过速引起的心慌和心悸。长时间这样下去，等到了一定年龄，动脉硬化或动脉粥样硬化相继出现，更易诱发心肌缺血。

以上四种判断气血不足的方法，出现任何一种症状，都有可能跟气血不足有关。缺乏维生素 A 会让造血干细胞"过劳死"，这是现代科学家的新观点，所以平时应多吃富含维生素的食物，像胡萝卜之类的蔬菜，还可以用燕麦片煮粥，粗粮补充维生素 B 族最快，对体内的血和神经都是很好的营养补充剂。

一般食疗调养会比较慢，因为这需要一个漫长的吸收过程，你可以吃些当归补血片或复方阿胶浆之类的口服液，这种复方的中成药制剂的补益效果要远远强于单味的中草药。

但是一定要记住补气血最关键的一个方法——休息。只有休息的时候，身体的各个器官才能休养生息，才不会像白天一样高速运转。内脏跟汽车发动机零件没什么区别，休息就等于在保养，所以说充足的睡眠和休息是补气血最必需的。

其实，有时候我们想做事但是没有激情，可能不是心情的原因，而是因为气血不足，我不是在给那些不上进的人找借口。有句话叫心有余而力不足，现在可以把这句话改成"心有余而气血不足"。很多人天天也在吃，也在补，也在调理，但总不见有改善，到底哪里出了问题？究其根源，就是你不了解自己的气血和体质，盲目地去补，最终可能会适得其反。

补气与消气：
气顺了，一切都顺了

气到底是什么

"气"分两种，一种是女性身体里哪些气是需要补的，一种是哪些气是需要清除和疏导的。

累了可以补气；说话没力气可以补气；盗汗了可以补气；失眠了可以补气；心慌气短了可以补气；就连治妇科病的时候，月经提前、量多、量少，乳房肿块、皮肤松弛无光泽、早衰等，都可以补气。

西医用白蛋白、胸腺素之类的药来提高免疫力，中医补气其实也是提高免疫力。人过度劳累会耗伤气，就会出现失眠多梦、心慌气短的症状，导致免疫力低下；体表没有气的固摄，皮肤就会松弛，肉就会下坠；哺乳期的妇女，由于生儿产女，气耗伤得最厉害，同样，如果少了气的固摄，就会在月子里恶露不尽，子宫也很久不能复原；乳汁也是气血所化，气虚的人，气的原材料不足，不是溢乳，就是亏乳。

气对女性的影响真的是无处不在。

我们在看中医的时候，经常会在方子里看到这些药，比如党参、人参、黄芪、山药、白术之类，这些都是中医大夫常用的药，它们都可以补气。

气是如何在身体里运行的——血液在脉管的流动，是靠心气的推动作用；脾气的升清和降浊决定着我们的消化和吸收；肝气的疏泄决定着我们的升、降、出、入；肾中精气的充足调节着我们的内分泌，并孕育着新的生命；靠肺气的吐固和纳新，新鲜的氧气被吸收入血，完成新陈代谢。

无论什么东西，善待它就会被它所用，相反就会被它伤害。气更是如此。心气逆乱了会心悸气短，给心脏病埋下伏笔；脾气不和了会影响消化和吸收，会因吃不下东西而气血不足；咳嗽痰喘的时候跟肺气有关，肺气虚或者不畅，皮肤就会暗淡无光；肝气不舒的时候，气该降的不降，该升的不升，该出的不出，该入的不入，就会出现两肋胀满、嘴苦、头晕，甚至会诱发乳腺炎和乳腺结节。

如何补气有玄机

一旦气出了问题，该怎么办呢？该吃什么调理呢？

补气药一般有补心气、补肺气、补脾气和补肾气等几种说法。有经验的医生在用中药的时候也是很有侧重，并不是同时服用几味中药就可以把所有脏腑的气全都补了。

比如发高热之后，或者是做了手术，生了孩子，长期用抗生素，因为患癌症放化疗，这种情况下的病人都是元气大伤，肾气久亏，这个时候可以服用大补元气的人参，也可以含西洋参含片，或泡人参茶喝，都可以使身体早日复原，但用人参的时候，宜多喝水，这样吸收好，不易上火。

补脾气主要是调补身体的消化和吸收。专门补脾气的中药食材有山药，也就是我们常说的铁棍山药，可以炒菜、煲粥，也可以加工成山药粉，用开水冲服。

补肺气呢？北方干燥多霾，空气质量不是很好，咳嗽是最常见的病。毫无疑问，这样会伤肺气，导致肺气虚，而肺主皮毛，皮毛就是表皮的皮肤，如果肺功能异常，皮肤就会干燥，甚至咳嗽气喘。有的人家里会常备一些甘草片，现在的甘草片是处方药，里面含有麻黄碱成分，不宜常服或多服，我们可以去药房里买点甘草。很多人都知道甘草可以止咳，其实是只知其一，不知其二，甘草在止咳的同时，最主要的一项功效是可以补肺气，而且还是专门补肺气的，单味甘草的味道不像煎好的中药汤那么难以下咽，我们可以用单味的甘草泡茶喝，在止咳平喘的同时，更能补肺气。

再说补心气。现在的工作节奏普遍都快，人在高强度下工作难免会劳累。如果不注意调理，刚开始会觉得心跳加快，严重的会心慌气短，这是心脏病的前期症状。这也是这些年很多年纪轻轻的人罹患心梗的主要原因。补心气的话，人参和丹参是首选，像天王补心丹或柏子养心丸之类的药都可以抗疲劳、补心气、养心安神。

肝气宜疏不宜补

你也许会问，这么多补气的药中怎么没有补肝气的药？实话跟你说，刚学中医的时候，我也这样问过自己的老师，学了中医我才明白，肝气根本就不能补，只能疏。

之前我查阅《本草纲目》中的所有记载，发现所有的补气药中，没有一味药是归肝经的，这是为什么呢？难道这些药吃到肚子里，行至肝经的时候，都绕道而行了吗？多年的临床实践让我明白了，这些补气药根本就没有绕路。当你吃人参一类的补气药，吃得心浮气躁、爱发脾气、两眼发胀的时候，这是助长了肝气，滋生了肝火，就应该及时停补。

肝气不顺，对 28 岁、35 岁、42 岁这几个年龄段的女性危害最大。为什么呢？

因为女性有几个特殊的生理期：青春期的女孩肾气刚刚开始充实，还没有那么强盛，冲脉和任脉的功能也不十分稳定，也最易月经不调，不是量多就是量少，甚至是提前或错后。

而中年女性因为工作劳累、怀孕、生孩子、哺乳等导致耗伤气血，血亏了，肝得不到充分的滋养，人的脾气就会变大，情绪就易不稳定。所以说这个时期的女性，不是补充营养就能得到满足，真正可以满足她的是精神生活，她最需要的是理解和沟通。通过理解和沟通，疏解肝气，肝气得到疏解就不会患乳腺病、月经病等疾病。所以说中年女性的多事之期，有时也是多病之期，而这个时期的女性，90% 的疾病都是被气出来的。

更年期的妇女，卵巢功能衰退，年老肾气衰，脾胃易虚，人也易多愁善感，食欲不振，就像秋后的草最易枯黄。做儿女的要记得充当起遮风挡雨的角色，在关爱更年期女性的饮食和健康的同时，多回家看看，多和她们聊聊天，经常做些心理上的疏导。

那么 28 岁到 42 岁这个阶段的女性，如何疏肝气，清肝火呢？

由于"气"导致的问题，最常见于女性。有女性因吵架而闭经；也有女性生气的时候月经量增多；女性生气了会有乳房肿块，会患上乳腺增生；哺乳期的女性还会因生气导致奶水比吃回奶的药回得还快；还有女性生气后白带会增多，皮肤长痘长斑；女性生气易堕胎流产，患不孕症等。有很多女性因生气了不会自调或药调，导致偏激、抑郁，这样的病例在临床上已是屡见不鲜。

当然，这个多元化的社会不可能让我们总是保持一种平和的心态，社会的因素引起的各种刺激对人的精神和身体造成的危害日益增多，尤其是女性天生责任心很强、敏感多愁，心理上承担的压力自然越来越大。

《景岳全书·妇人规》中说："女人之病不易治也……此其情之使然也。"意思就是，因为性情的原因，女人的病最难治。情也可以理解为情绪，归根结底还是在气。女性的这个气，这个平和的心态要经过好几个特殊的生理期和考验期才能修成正果，即青春期、月经期、妊娠期、产褥期、更年期、老年期，等经历完这几个期，女性也已进入垂暮之年，说起来，做个女人也确实很不容易。

弄懂了"气"对女性的重大影响，是不是就能少生气了呢？当然不是。因为在事情发生时，情绪往往会难以克制。这时候，你一定要明白是不是自己因气而伤了身，可以自我诊断一下：你感受一下是不是自己的肝区有点胀痛，是不是腋下和乳房觉得胀满；吐出舌头，已不是往日的鲜红色，而是有些发青，好像是血瘀在了里面导致不通；用舌尖抵住上颚，看看舌下，你还会发现，有很多青筋暴起。这都是因为气所伤的缘故。气先伤肝，然后再累及五脏六腑。有了这种快速判断的方法，以后再生气的时候，为了身体，女士们或许能理性一些。

生了气也不用担心，快速消除是关键，而消除气的方法有很多。

有人说萝卜可以通气，其实除了萝卜还有很多食物可以通气，比如茴香、陈皮、丹皮，以及诸多食物的皮，都可以理气，这也就是本草的药理中所说的皮可以宽胸理气的说法。也就是说女性生气了，可以生吃点萝卜，泡点陈皮当茶饮，炒菜的时候放点茴香籽，也可以吃上一顿茴香馅的素饺子。

如果觉得做起来很麻烦，也可以在家里常备点理气的药。生气后感觉肋部胀满的时候，可以吃点舒肝丸或龙胆泻肝丸；感觉心口堵得慌，可以吃点木香顺气丸或宽胸理气丸；如果伴有月经不调，还可以吃加味逍遥丸；在你消化不好、不思饮食的时候可以吃补中益气丸；理肺气的时候可以吃些养阴清肺颗粒等。

还有一些职场女性，因为工作压力大，或夫妻吵架后，胸口会发闷，甚至乳房胀痛。这个时候，可以按双乳之间的膻中穴，边按边调整呼吸，就会好很多。

血虚老得快，
散步能改善

什么是血虚？简单的理解就是血少。有女性来看月经病，说自己每个月经周期都往后错，这个月应该 1 号来，下个月 6 号，再下个月可能十几号，从来就没准过；月经的颜色像兑了水，不但稀，颜色也很浅；也有女性长时间都是这种情况，刚到四十多岁就闭经了；还有刚生完孩子的女性，有些人产后一年多，月经都没有来。

中医确诊女性是不是血虚先问月经，包括月经的量、颜色、周期的长短，如果出现以下症状——量少、颜色淡、周期长，基本就是血虚。

这三种情况，最易引起血虚

血虚的症状很多不是与生俱来的，而是后天的因素造成的。总结以往看过的病例，以下几种情况最容易引起血虚：

第一，就是流产。还没结婚，一不小心"中招"怀孕，很多女生一来医院就问我能不能做流产。面对这种情况，我会让她先去做 B 超和血常规等相关的检查，做 B 超是看看她是宫内还是宫外孕，以往有病人没有做 B 超就用药物流产，结果差点把命搭上。做血常规一是看看血红蛋白是否正常，有没有贫血，再就是看看白细胞数是不是正常，有没有炎症，适不适合人工流产。

我其实想说的是，很多女孩子拿多次流产不当回事。流产对女性的身体伤害最大，不仅会失血过多导致体质变差，流产多了以后还容易出现滑胎，也就是习惯性流产。

我遇到过这样一个病人，年轻的时候就是因为做流产太多，到了三十大几的时候，看到别人家三口其乐融融，自己也想要孩子，好不容易怀上了一个，每天打黄体酮，吃保胎药，也就刚怀孕不到两个月，正巧遇到一天下雨，下班的路上脚上沾了点泥，到了楼下很习惯地跺了跺脚上的泥，就跺这一下，坏了，流产了。以后她再也不可能有孩子了，后来两口子也因感情不和而离婚。所以说流产会伤身体不说，还有可能患上不孕症，对女性造成的身体和精神的伤害会伴随一生。

第二，脾胃弱也会引起血虚。血虚的人一般脾胃都弱。没有血的滋养就没有十足的脾胃之气，稍吃一点就会饱胀不消化。食物是通过脾胃消化和吸收后才能化生气血，没有食物做支撑，就生成不了气血。这是一个恶性循环，越弱越虚，越虚越弱，最后就会形成林黛玉那样的病女子，手无缚鸡之力而病入膏肓。

第三，脑力劳动过度。你可能会问，脑力劳动过多也会血虚吗？是的。中医有句话叫思虑过度耗伤心脾，想的事过多，就会食之无味，体会不到饭菜的香味，这说明消化液分泌不正常，你囫囵吞下去的食物就不能充分地消化和吸收，先会出现胃胀、反酸和胃灼热（烧心），有时还会出现完谷不化、大便稀或不成形。因此，那些经常加班的青年白领们，也是最容易出现血虚症状的群体。

而且血虚还会影响到心脏。血虚的人心跳不正常，稍运动就比正常人快，不运动的时候又比正常人慢，经常有一种心慌气短、"够不着"的感觉，心脏突突地跳个不停，这就叫心悸，也是现代职场女性的多发病。心主血脉，藏神志，从行为上来说，血虚的人，也一般胆小怕事。

血虚宜补，但要得法

那到底怎么样才能不血虚，才能把它补上来呢？

首先，有效避孕。有效避孕是对自己负责，也是对他人负责。女性的子宫内膜很脆弱，强制性的刮宫会破坏孕育胎儿的这个温床，不要等到人至中年再后悔。

产后引起的血虚大家一般都能从营养摄入上得到改善，但恰恰就有那么一部分人，爱自己比爱孩子多，产后刻意地节食，生怕自己吃多了发胖，变得难看。在哺乳期节食是很可怕的，因为乳汁本身就是气血所化，只有索取而没有食物的补充，在这种营养不良的情况下哺乳，身体一定会虚，而且造成的影响还不只是血虚，可能各个器官都会受到影响，会导致像脾虚、肾虚等症状。所以说，这个时候不能无原则地节食，可以吃得精细一点，蛋、牛奶、肉都可以补充，吃到感觉到饱就可以，千万不要吃到撑，这样就不会在哺乳期因营养过剩而导致发胖，再加上适当的运动，产后就更能散发出成熟女性的美。

其次，就是调节情绪，因为情绪会影响胃口，也正是中医所说的肝木克脾土的意思，工作、生活压力大的人要善于调节自己的情绪，多出去走动走动，心中有什么不愉快，一定要抒发出来。

身体有虚可以吃十全大补丸，这个药的名字给大家的感觉好像只有病重的人才能吃。其实不对，这里面有补气的党参，调脾的茯苓、白术，补血的当归、川芎等，能顾及身体方方面面的虚，既能治脸色苍白、乏力，也能治心慌气短，还可以治失眠、神经衰弱，可以放心吃。但需要注意的是，长期便秘，体内有实火，比如身上长有疖肿，患有扁桃体炎，有牙槽囊肿或牙龈肿痛这类实火情况的人，都不能吃。

我也看过很多林黛玉那样的血虚病人，这类人通常说自己不想吃也不爱吃饭。我只能告诉她，吃饭和吃药你选一个，都可以治你的病，吃药既花钱也不美味。而脾胃弱不是不可扭转的，刚开始可以少吃多餐，加上适当能承受的运动消耗，慢慢就会有饥饿感，及时补充蛋、奶、肉等这些食物，只要坚持下去，从没有胃口到饿只是一个时间问题，只有行动起来才能切身体会到。

损伤气血最常见的行为
——乱用药

损伤气血最常见的行为就是乱用药。

有一大部分人感冒发热在家里自治，最常吃的就是康泰克、快克之类的感冒药，再配上阿莫西林、头孢霉素、阿奇霉素之类的消炎药吃上几天，结果往往是烧退下去又上来，药吃得自己一点点力气也没有，强拖着两条腿来找医生看病，看病的时候还发牢骚，以前吃几次药就能好，为什么这次越吃越重？

医院里的医生会先给他查血常规，结果一看化验单，白细胞和红细胞都低于正常值的最低限，批评病人胡乱吃药。

结果药也没有开，吊瓶也没打，医生只告诉病人回家好好休息，多喝水，养两天就会好。果不其然，后边什么药也没吃，病真就好了。

乱用药最耗血伤气。很多感冒药里面含有对乙酰氨基酚之类的退热成分，一般不发热了就不要再吃了，一些病人吃成低体温手脚冰凉，还一个劲儿傻吃。感冒有90%都是病毒引起的，而发热的过程则是通过升高体内的白细胞清除或杀死这些体内的病毒，这就是自身的免疫力。

永远不能小视身体的自愈能力，你体会一下，用药治好的感冒，身体特别虚，但扛过来的感冒有脱胎换骨一样的感觉。这两种情况是有数据可以证明的，前者血常规里的白细胞和血红蛋白低于正常值，后者的白细胞和血红蛋白的指标却非常正常。

血虚了应该如何补救呢？

血虚了，一定是靠养，养分为食养和药养。食养就是吃饭，食物是可以化生气血的最基本材料，像鸡蛋、牛奶、肉等一些含高蛋白营养的东西可以多吃。而这些吃进肚子里的食物需要消化吸收，促进消化和吸收的方法，就是适当运动，这样各个脏器的功能才能活跃起来。很多人虚了以后没有力气，以没有食欲为理由整天卧床，如果是这种情况，就是每天吃燕窝、人参等高档的保健品和药品也是无济于事的。

如果在医院里确诊自己患有缺铁性贫血，做饭的时候就不要再固执地用不粘锅做饭，要换回最原始的铁锅，这样可以补充体内因缺铁而引起的缺血。

当因血虚而出现一系列的神经系统症状，比如失眠、头晕、健忘、烦躁等，也可以吃善存之类的维生素片，如果觉得这类药片贵，还可以选择更便宜的维生素 B_{12}、维生素 B_1、复合维生素 B 等，一样有效果。也可以多吃水果和蔬菜，轮换着吃，橙子富含维生素 C，猕猴桃含有多种维生素，胡萝卜、西红柿都含有最天然的维生素和身体所必需的矿物质，戒掉泡面、零食、外卖、碳酸饮料这些不健康的食品，其实只要改变了饮食习惯，90% 的血虚问题都能迎刃而解。

实在没条件改变饮食的，像有些长期点外卖的白领，也可以通过药补来治疗，像八珍丸、阿胶补血颗粒、十全大补丸、当归补血片、养血饮等都是很好的补血药。

{ 脾胃虚弱的人， 气血常不足 }

气血就是能量，身体的能量大小决定了我们的生活质量。而如果脾胃不好，生化气血的源头出了问题，能量跟不上，身体就会出问题，生活就会出问题。

小小信号，脾胃可能出了大问题

我国胃病发病率已经达到 80% 以上，也就是每 10 个人当中，就有 8 个人患有胃病。

有病人说，医生，我这段时间胃里总是向上泛酸水，有时候还觉得胃灼热，稍吃一点硬的食物、油炸的食品，胃里就扎得难受，时不时感觉心口左下方的位置隐隐作痛，这种痛有时候吃完饭会减轻，有时候吃完饭反而会加重。

还有病人说这段时间一点食欲也没有，稍吃点东西感觉总在嗓子眼堵着，总也下不去，肚子还胀，也不怎么排气，还总是恶心想吐。

还有人要求我拿喉镜给他看看，看看嗓子眼里是不是长什么东西了，甚至怀疑自己长了恶性肿瘤，为这个老睡不好觉。

我这些年都是在常见病门诊工作，什么样的病人都接触过，有饭店的服务员，有公司的高层白领，有专职家庭妇女，还有保洁公司的大妈等。工作不同，饮食的习惯也就不同，但共同点就是平时不爱护胃，不会调养，之所以出现以上种种症状都是自己的胃出了问题。

干工作比较累的基层这些人，因为工作时间长、工作量大，人就容易饿，吃饭常会吃得很饱，甚至吃到撑，这个时候也就顾不上什么辣的、硬的、油炸的，统统塞进自己的胃里。

专职的家庭妇女，因为每天都要带孩子，做家务，其实这也不是什么轻松的工作，一天的事情多琐碎，而心情是影响一个家庭女性身体健康的最主要因素，肝气的郁和滞都会导致肝气犯胃，就是克胃，影响到胃的消化功能不正常。

而那些年轻人就更不用说了，因为年轻，根本就没有养胃护胃的意识，出入夜店、酒吧，喝酒喝到吐；生冷、饮料、奶茶、咖啡、辣椒等，没有选择，统统接纳；熬夜对他们来说也是常事。我看过很多这样的年轻患者，大多都是早上还穿着睡衣就被两个人架着来到了医院，因为夜里呕吐身体虚脱，问我能不能给用点营养液什么的。

这些都是"平时不烧香，临时抱佛脚"。呕吐不止有被诊断为急性胃炎的，反酸、胃灼热、胃痛也有被诊断为慢性胃炎或反流性食管炎，当然也有人做胃镜被诊断为胃溃疡或萎缩性胃炎的。然而更可怕的是，有些人到这个时候还觉得无所谓，觉得自己的胃无所不能。有时候痛了一晚上，第二天实在挺不住才去医院，问她，你解大便了吗？她说解了；什么颜色？说黑色，还有很大的腥味，自己还挺纳闷，昨天也没有吃什么黑的东西呀，怎么大便会是黑色的呢？

我跟她说这叫柏油样便，是因为消化道出血才导致大便呈现黑色。结果一查血色素才 70 多克，再晚来点，说不定小命都保不住了。到了这么严重的程度，她才稍稍有了一点对胃的注意。说起我们身体的器官，胃也是够辛苦的。

脾胃乃气血之源，养生要重视脾胃

这些胃病都是什么引起的呢？无外乎饥一顿饱一顿的吃饭方式；外加无节制地喝酒、浓茶、咖啡、饮料，吃生冷食物。这些物理性和化学性的因素内外夹击，把胃黏膜或胃壁折磨得充血和水肿，最后发生炎症。

如果你长期把自己的胃这么折腾下去，对胃灼热和反酸引起充血水肿不管不治，最后胃壁溃疡出血，出现胃溃疡出血穿孔，诱发萎缩性胃炎是早晚的事。

所以，戒掉这些不良的饮食习惯是治胃病的第一步。

已经有了胃炎的，那些美味的炸鸡和火锅跟你就再也不相干了；浓茶、咖啡不喝或少喝，更不能喝凉茶，也不能喝碳酸饮料；要常喝粥或汤，这些都可以养胃。

说到汤，可以喝羊汤，因为羊肉汤是温性，胃属阴，需要这些养胃阴的温性食物慢慢地去温补。在后面的内容里我会讲到一个患有慢性胃炎的病人,就是因为每天喝羊汤,早晚两次,羊杂汤还是羊肉汤都可以,只喝了几个月,就彻底治好了他顽固的胃病,之前因为胃病一年瘦了将近20公斤,差点没命,因为喝羊汤,几个月就把下降的体重找了回来。

需要给大家讲明白的是,如果进食后胃痛、胃胀或呕吐,这大多都是胃炎引起的症状;但如果吃了东西后反而症状减轻了许多,这大多是十二指肠出了问题。十二指肠就是胃下面的一段肠子,十二指肠炎或十二指肠溃疡也常会引起这种疼痛,但不论是胃炎还是十二指肠炎,治疗和调理的方法都大同小异。

有胃病的人一般都做两种检查,一种是胃镜,一种是胃幽门螺旋杆菌的检查。胃镜能直接确诊你是否患胃炎;如果你的胃幽门螺旋杆菌是阳性,可以吃雷贝拉唑、奥美拉唑、兰索拉唑等药,也可以按西医的要求吃至少半个月的克拉霉素或阿莫西林,杀死这种导致胃病的讨厌菌。认准了就去治,不要觉得这种方法是不是有争议,能治好病的方法就是好方法。

上面说的雷贝拉唑和兰索拉唑之类的药,有人说我吃了一段时间效果并不好。我了解之后才知道,他根本就没有在早上起床后空腹吃。这类药一定要空腹吃,而且最好吃完药后半个小时再吃饭;饭后再吃克拉霉素或阿莫西林这类治胃幽门螺旋杆菌的药,是因为这些药都是抗生素,患者本来就有胃病,饭后吃会尽量减少一些对胃的刺激。

我们天天说西医治标不治本,其实这种说法也是不对的。就调治胃病来说,西药有时候就比中草药效果来得快。空服两片兰索拉唑下去就能让你不反酸,不胃灼热,我们完全可以用西药治标,先缓解当时不舒服的症状，然后再改用中成药，比如香砂和胃丸调理。香砂和胃丸是一袋 6 克的小水丸，一次吃 1 袋，一天吃两次，最好是在饭后半小时或一小时服用，吃一两盒后，在所有症状都基本消失的时候，再换成羊汤食疗。香砂和胃丸里有很多理气消胀的药，比如木香、砂仁、陈皮、厚朴、藿香等，还有助消化的山楂、神曲和麦芽，都能很快缓解胃部不适的症状，像这样的中成药还有很多，这里就不再一一给大家列举。

没有一个好的底子——胃，就没有充足旺盛的气血来源，只有旺盛的气血才会让你身体的每一寸皮肤紧绷、红润、饱满。而鉴于脾胃对气血，乃至对人体健康的重要性，我下面会对其进行详细的讲述。

脾湿：松弛、肥胖、懒困的元凶

内伤脾胃，百病由生

说到湿，我们会想到泥泞的土地、沼泽，一不小心失足陷入，就会沾得身上到处都是泥，其实泥的特性也正是湿性黏腻，甩都甩不掉，湿气重的人减肥困难，就是这个道理。

如果人受潮，赤足蹚水，游泳，久居湿地，总爱吃肉，爱吃生冷的食物，就易被湿侵犯。而女性的湿，多来自肥甘厚味。

不是说只有胖人湿气重，其实无论是胖还是瘦的女性都可能会脾虚湿重。湿气伤脾之后对人的影响有三个方面：

第一，因为没有充盈的血气做支撑，导致面色焦黄，皮肤松弛，毛孔变大。

第二，湿气重，会导致肥胖，胖人就像一块沼泽地，这类人要想减肥必须先把脾调理好。

第三，脾不好，每天都会觉得无精打采，懒困，做事没有激情，每天上班像背负着大石头。

湿侵犯到内脏的脾胃，就会吃饭没有胃口，中医把这称为"纳呆"，我们整天都说脾胃为后天之根本，是化生气血的主要来源，民以食为天，长期纳呆不进食，哪里会有化生气血的原材料？

现在有很多爱美的女性用节食来保证自己的形体美，她们都说饿过劲了，就没有胃口，不想吃饭了。那是脾伤了。等她们脸面焦黄，没有血色，甚至说话也有气无力，月经每个月都要推迟，量少得可怜，甚至是闭经的时候，才知道自己这样做是大错特错。到时候气血亏，内分泌严重紊乱，那时再吃补药，则脾需要大量的时间才能得到调治。

脾胃调理重在祛湿防湿

如何消除和预防湿气，以及如何调理脾胃？

祛湿、防湿的办法很简单，要经常开窗通风换气，擦完地后，一定要通通风，不然房里的湿气会很重；少赤足蹚水或游泳；不要泡澡；节制房事；少喝冷饮，少吃肥肉及奶油、蛋糕类油腻的东西。这样就能离湿远一点，不让湿气伤身。

如果一旦觉察到体内有湿气，这个时候可以利用身边的食材，比如薏米、山药和茯苓，这些都是很好的祛湿食材，可以把它们和大米一起煮成粥喝，身体自然会慢慢被调理成正常体质。

湿气重的病根在脾，脾健康，湿自然就会被消除掉，调理脾胃时可以吃中成药丸参苓白术丸，健脾祛湿，既能治好胃口，又不需要再吃那些治带下的药。

参苓白术丸是水丸，用法是每次 6 克，一般 6 克是一袋，一天两次，连服十天，十天后如果带下还没有完全正常，也可以再服五天，之后体内的湿气就会被祛得一干二净。

像南方那种潮湿的地方本来就湿重，吃辣可以祛湿。但不同的地域要区别对待，如果在北方，食辣不但不克湿，还会上火，或变成湿热，而加重病情。参苓白术丸祛湿的功效是"湿润而化"，它是从体质上"调"，而不是像抗生素一味地"杀"。

舌苔厚是湿，白是寒，组合起来舌苔白厚就是寒湿。你一定会问，脾胃湿和带下有什么关系？胞宫和胃肠同在一个躯体里面，胃肠在上，胞宫在下，正好应了湿的一个特性，湿性趋下，也就是说湿是往身下走，女性躯体的最下面就是胞宫和阴器，所以说它想躲都来不及，只好变成带下分泌出来。有一种温胃散寒也可以除湿的药，就是附子理中丸，也可以帮助我们祛除体内的寒湿。

但有的人舌苔黄厚，大便干燥，小便黄，带下为什么也会不正常，这是怎么回事？这属于湿热，舌苔厚是湿，黄就是热，再次组合，黄厚就是湿热，和湿寒相反，这种情况吃附子理中丸这类热性的健脾药，不但解决不了湿，而且还会越吃越加重。

湿热需吃清胃黄连片，黄连是凉性，可以清热燥湿，一举三得，一可以除湿，健脾胃，助消化；二可以从根上调治湿热带下；三还可以清泻肠道积热，治疗便秘，起到通便的作用。

女性不用谈湿色变，如临大敌，只要按照我上面讲述的内容对症调养，体内的湿气就会被祛得一干二净，收获健康自然不是什么难事。

想减肥，健脾祛湿是关键

肥胖女性多脾虚

现在肥胖的女性很多，有人说胖人嘴馋，口水多，其实也有道理。我注意过有的女性在睡觉的时候会流口水，一觉醒来，枕头上会湿一大片，就像是我们常看到的小孩子爱流口水的样子，那是中医所说的"脾不控涎"的结果，也就是说孩子口水多，用小手绢是永远也擦不干净的，只会擦得孩子两腮又红又痛，所以说要想从根本上解决孩子流口水，就要健脾，只有脾健，流口水的毛病才能从根本上得到控制。这种情况也说明了一个问题：胖人湿多，如果是女性，又偏胖，湿对身体健康造成的危害会比对男性更大。

健康的人像一块沃土，胖人就像一块沼泽地，湿气重，水湿就会泛滥，带下就是湿，泛滥就是带下的量增多。当然，出现带下病也不是一朝一夕的事，也是先纳呆、腹胀，大便不痛快，小便不利，然后再出现湿气加重，带下增多。湿气在困扰带下的时候，并不是最后的底线，也并没有最终收手，它还会继续下行，表现在下肢就是腿沉或下肢肿。

这个时候慵懒和困乏就是常事，每天走路时就像背负了二三十公斤粮食，可谓是举步维艰，以至每晚睡觉前都要在脚下垫一个枕头，这样腿肿才会减轻。很多人腿肿都担心是肾脏有问题，到医院先去做尿常规检查，如果尿常规里没有蛋白、红细胞和白细胞，就说明正常，就不用乱投医，只要健脾，助消化，湿就会自去，腿肿就会消失。

所以说，肥胖的女性要想减肥，健脾祛湿是当务之急，这比吃价格不菲的减肥药要强得多，也不会像有些减肥药那样对肝和肾有副作用，如能坚持还不容易反弹。

女性哺乳生产，也与脾胃密切相关

补脾对于哺乳期的女性也是尤为重要的。

有一个在哺乳期的妈妈，她带着孩子来看病。她说自己的母乳也不少，经常不自觉地溢出来，孩子一直吃母乳，别人家的孩子在婴幼儿的这段时间，一天要长一两，可自己的孩子长得却很慢，而且吃母乳后饿得很快，经常哭闹。为这事她非常焦虑，几乎要得产后抑郁症了。

我先看她的舌苔，发现她舌苔白厚，舌体淡白，分明就是脾虚、气血不足。她的乳汁是不少，还经常溢乳，但有一点很关键，她的乳汁稀，就像同样 10 克的奶粉，冲一杯水和两杯水，浓淡是有区别的。她的病根在脾，是脾虚化生气血不足造成的乳汁质量不高，所以我给她开了几盒归脾丸。在舌苔变薄、胃口大开的同时，她也不溢乳了。更主要的是，原来每一个小时要喂孩子一次奶，现在两个小时喂一次，孩子还睡得香香的，她的心里别提有多高兴了。

另外，脾虚湿重的情况还会影响到大小便，大便稀、小便混浊，甚至是解小便的时候痛，这时候也不要着急用抗生素。利小便的中草药有车前草，可以泡茶饮。中医讲："利小便可以实大便。"这样在小便通利的同时，大便的水分也会明显减少，由成形转成正常，如果这样还是觉得显效慢，还可以吃四季草颗粒或复方石韦胶囊，这些药里面都含有清热利湿的中药成分，效果会更快。

关注脾是对女性后天的关爱，即便是胖，我们也要拒绝虚，也要胖得健康；虚也要懂得怎样去补，不要让脾虚影响了自己的工作和家庭。

脾虚诊断的误区

很多人照镜子吐出舌头时，看到自己舌体的边缘有很多齿痕，就说自己脾虚。也有很多病人问，这种情况是不是需要吃归脾丸或补脾的药，把脾虚补回来呢？

还有的人看到化验单上的激素水平稍有不正常就异常紧张，天天照镜子观察自己是不是未老先衰。其实完全没有这个必要。中医把脾和消化关联起来，是说脾可以决定胃口的好坏。没有食五谷不香，吃饭后没有饱胀不适的感觉，解大便的时候没有不痛快，不黏腻，还成形，平时自己吃什么都香，看到烧鸭恨不得一口吞下去，这都说明你的脾没问题，脾不虚，肠道就不会有湿困。我奉劝男女同胞，不要因为一知半解的养生知识就让自己走进死胡同，否则那真的成了没病也有病了。像这种听见蝲蝲蛄叫就不种地的现象太常见了，如果看病这么简单，医生就是个人都能当了。

当然，如果你真是在舌体有齿痕的情况下还伴有没胃口，进食后胃胀满，大便黏腻不爽，那这次你猜对了。你可以吃健脾利湿的药，在健脾的同时，稍加补益，胃肠会更舒服，吃什么药呢？补益资生丸最合适。

补益资生丸可滋阴补气，调养脾胃，可治食欲不振，大便不爽。每次吃 6 克装的蜜制药丸，一天两次，连服七天。吃完你会发现，早晨如厕的时候大便不爽的感觉没有了，而且两分钟就可以解决，很通畅。

补益资生丸里有健脾的白术、茯苓、山药，补气的人参、莲子，助消化的山楂、麦芽、神曲，祛湿的薏苡仁、泽泻、藿香、黄连，各司其职，一味都不能少。

脾虚的自检自测——看舌苔，调脾胃

脾胃问题在临床上是很常见的，除了导致胃痛、胃胀等一些症状，甚至还会引发口臭等影响人际关系的问题。而要想用正确的方法调理脾胃，首先应该学会判断自己的脾胃是否健康，关于这一点，我们完全可以通过舌苔的状态来了解。

其实舌苔就是胃气，而胃气就是咱们俗称的消化功能，脾胃有不适的症状首先会体现在舌苔上。比如说你昨天晚上去吃火锅，今天出现了牙龈肿痛或大便干燥等问题，这时你的舌苔一定是黄厚苔，舌苔厚，中间发黄。如果中间由黄变黑，则是中医讲的胃火炽盛的表现。如果吃的辛辣食物过多，出现口臭或长期便秘，这个时候应吃素戒辣，吃生黄瓜、西红柿或胡萝卜等蔬菜，也可以适当吃冷饮抵消胃内的火。

健康的舌苔是薄白苔，有舌苔就是有胃气，就如一层薄薄的胃气附着在舌体上面，这种情况也是胃气正合适的时候。下面我分别介绍四种不正常的舌苔状态，来教大家如何调理脾胃。

无苔等于无胃气

无苔就是整个舌体上没有舌苔。刚跟大家说过，舌苔等于胃气，所以没有苔就等于没有胃气。没有胃气就是脾胃虚弱，吃什么东西都消化不了，感觉吃点东西就会饱，经常肚子胀。这种情况可以用多潘立酮（吗丁啉）促进胃动力，助消化。西药缓解症状快，但要从根本上强壮脾胃，可以用参苓白术丸或补中益气丸调理，里面含有补益的人参，还有可以健脾利湿的茯苓和白术。

慢性湿热长期侵袭易致黄厚苔

黄厚苔就是舌苔既厚又黄，而且质感很厚腻。

有这种舌苔的女性很多都会有严重的口气，就是我们常说的口臭。出现了口臭，我们第一时间会通过嚼口香糖或喷口气清新剂来掩盖，其实这都是治标不治本的。我们首先要知道，有口臭并不一定代表这个人天生有口气，或者是不注意个人卫生，它其实是一种预警，就是由于长期的不良生活和饮食习惯导致的胃肠积热引发的症状。

黄厚苔实际是长期受慢性湿热侵袭形成的，这类人大多消谷善饥，胃气特别旺盛，也就是胃口特别好，吃饭老觉得吃不饱，吃了没一会儿就饿了。像这类人不仅会口臭，还会伴有口苦，容易肥胖。女性的话，带下容易黄，味重，这都是吃肥甘厚味太多造成的。针对这类人，可以吃黄连清胃丸来治疗，但最重要的还是要调整饮食习惯，少吃肉，少吃辣，舌苔慢慢就会变成薄白苔，就正常了。

热极化火生黑苔

黑苔就是舌苔发黑，其实也算是黄厚苔的"升级版"。有黑苔的人通常伴有小便黄、大便干的症状，这都是胃火炽盛的表现。像这种情况你需要吃些凉性的药，比如清热地黄丸，要是便秘也可以吃连翘败毒丸或者搜风顺气丸，这些药在清火的同时也可以通大便。大便一通，胃火就下去了，黑色的舌苔就会慢慢变成黄厚苔，再慢慢变成薄白苔，这时候就基本正常了。

舌苔有"沟"者多有胃炎

有的人的舌体中间会有一个沟，这种叫沟壑舌，有这种舌苔的人大多患有胃炎。这种人大多会有反酸、胃灼热的症状，学名叫反流性食管炎和胃炎，尤其是喝酒过多的人，去医院做检查就会发现他的食管和胃的黏膜损伤都比较厉害。这是胃黏膜长期被克伐，被长时间摧残而出现的胃黏膜损伤。损伤胃黏膜所影响到的就是胃气，当然也会表现在舌苔上，会在舌体中间出现一道明显的"沟"。像这种情况就只能靠养，怎么养呢？我给大家介绍一个很美味的方法——喝羊汤。

我有一个特别好的朋友，身高 170 厘米，体重 85 公斤，开始就是典型的黄厚苔。他胃口特别好，消谷善饥又不运动，再加上吃东西生冷辛辣都不忌，整天胡吃海塞，结果突然有一天他的胃就吃不下东西了，还出现了反酸和胃灼热的症状，稍吃点硬的或油炸的食物胃就扎得难受，这时候他的舌体中间就出现了一条深深的沟壑。最终，他被诊断为胃炎，有人说是由胃炎发展到萎缩性胃炎，就是现在人们提到的胃病中最严重的一种，甚至被称为"癌前期病变"。他生病以后，食量大减，在半年的时间里迅速瘦到 60 多公斤，见到他我都差点认不出来了。他吃了很多西药，也没什么效果。后来有一个医生告诉他："你什么也别吃，就喝羊汤。"他遵照医嘱，开始喝羊汤，羊杂、羊肉都行，一天喝两顿，喝了半年，没再吃药，病就好了，体重又逐渐回到了 85 公斤。

羊汤为什么这么神奇呢？因为羊肉是温性的，就是这个温性在慢慢养护着你的胃。胃病就是需要温补的药来慢慢调理，当然还要忌口，不吃辛辣和油炸食物。有两种中成药——温胃舒和胃苏颗粒也有这种温补的效果，但药不能像羊汤那样可以长期服用，所以首推羊汤。

积食易致地图舌

舌苔在舌体上一块一块的，就像地图一样，是积食的典型症状。如果因为积食导致出现了地图舌，还伴随腹胀，大便不通，也不用吃什么药，就吃几颗生山楂，问题就基本解决了。像我们在炖肉的时候也经常会放两颗山楂，这样肉就会特别容易烂，其实这就是山楂的药效。山楂可以消积化食，效果非常好。

说到舌诊，不得不提的还有一个问题，就是齿痕和脾虚之间的关系。

我们经常会在网上看到这样的言论：舌体有齿痕代表这个人脾虚。其实这种说法是不负责任的，舌有齿痕的人不一定就是脾虚。当然脾虚会在一定程度上导致舌体上出现齿痕，那也应该建立在有消化不良症状和舌诊的前提下才能说是脾虚。齿痕出现的原因有很多。比如肥胖的人舌体也会胖大，就会有齿痕，甚至很多偏瘦的人都可能会有齿痕。所以我们判断一个人是否脾虚时要先看舌苔，再了解他的消化情况，还有一个重要的依据就是看他的排便情况。脾虚的人一定是大便溏泄，或者黏腻不爽，这种人才是脾虚的。而以齿痕来断定一个人是不是脾虚其实是没有什么诊断意义的。

关于脾胃，我讲的内容足够多了，也真诚希望每位读者能重视起来。说点远的，不知道正在看书的你一年在自己的脸上会消费多少钱？估计很难说清吧。作为医生，我不会因为自己的职业而厚此薄彼，随意褒贬，说真心话，不管有钱没钱，这个钱都不能省，谁都怕自己老得快，但老得快慢不是由多昂贵的化妆品决定的，而是看自己有没有一个好的底子，这个好底子是什么呢，就是脾胃。

产后漏尿，
根源在气血

我曾遇到过这样一位女性病人，她来看病的时候说自己老憋不住尿，有时一咳嗽就会尿裤子，没办法，平时只能使用卫生巾或尿不湿，虽然解了一时之急，但总归是不方便的，有时候还非常痛苦。

出现这种症状，第一时间应先确认她有没有泌尿系统感染，需要先给她查一下尿常规，看看尿里有没有红细胞，也就是有没有血。当然一定要避过月经期，因为月经血一定会让尿里带有红细胞，所以在月经期做尿常规检查就没有任何诊断意义。然后再看尿里面有没有白细胞或蛋白，结果一查，她的这些指标都很正常，这说明她的这种情况不是感染引起的。

把脉是确认她病情的第二步，结果我一把脉，发现她的脉象是沉细脉，寸关尺上中下三焦脉象皆沉细。沉细脉是气血亏的脉象。一问才得知，她因为跟家人生气，已经三天多没好好吃饭睡觉了，身体特别虚。

我让她先吃一盒百补增力丸，吃完这一盒药后再吃一盒金匮肾气丸，这些药都是一天两次，早晚吃。吃百补增力丸的同时，我让她上午十来点钟和下午四五点钟时用车前草和白茅根各5克泡茶喝，连续喝四五天。四五天后，她的病已经差不多痊愈了，从减轻到完全好，也就用了几天的时间。因为还有一盒金匮肾气丸没有吃，她问我还吃不吃，我说当然要吃，治病就要治根，一定要彻底治好。

刚开始她来问诊的时候，以为自己得了急性的尿路感染，就想输液治疗，她在此之前也吃了几天的三金片和氧氟沙星胶囊，因为没有什么效果，才来找我看的病。

为什么没效果呢？因为她的病是急和气导致的，着急和生气对人的健康影响很大。肝气可以犯胃，先影响胃口，让人不想吃饭，也不爱吃饭。不吃饭，气血生化就没有来源，再加上她的身体素质本来就不太好，又不喝水，湿热流注于下焦胞宫，导致膀胱气化不利；气血虚也会引起肾阳虚，我们讲肾阳司二便，肾阳对大便和小便起到固涩的作用，憋不住尿就是肾阳虚。腰酸，后腰部冷痛，手脚冰凉，失眠乏力，这些症状都是肾阳虚所致。这只是开始，时间长了，肛门周围的括约肌也会松弛，甚至还会出现大便也不固、脱肛等中气下陷的症状。

所以，她的病根在气血，补气血是关键。有人说，她是因为着急生气、肝气不舒引起的，是不是应该先疏肝气？

人在着急生气过后，一般过两三天心情就会缓和下来，如果这时候没有肋胀、口苦这些肝气不舒的症状，没有肝脉弦，就不用吃舒肝丸，应该先解决气血亏的问题。百补增力丸是补气血、补虚的药，里面有人参、当归、黄芪等补气补血的药，人一吃补药很快就有了精气神，只有强有力的气血支撑，脏器的固涩功能才能正常。我们听说过久病体虚或突发急病的那些具有亡阳症状的人，先会大小便失禁，就是这个道理。

气血补上来了，为什么还要让她吃金匮肾气丸呢？因为金匮肾气丸是专门补肾阳的药，肾阳就如同西医说的肾功能。肾有主管大小便的功能，这个病人如果以前没有肾阳虚，单凭一股气或耗伤点气血，不至于出现小便不固的症状，她的根源还在于原来肾气就不足，肾阳就虚，所以治病一定要追溯其根源，才能把病彻底调治好。金匮肾气丸里有吴茱萸、桂枝、山药、牛膝、附子之类温补的药，可以温肾助阳，化气行水。

说到温肾助阳的中药丸，有病人问我：肾气丸好像还有金匮肾气丸和济生肾气丸，它们的功效一样吗？

这两种肾气丸功效都一样，药的成分和药效其实也一样，只是叫法不同。除此之外，还有一种补肾阳药效更强的中成药，叫右归丸。这个药肾阳和肾精都能补，专治那些肾阳虚日久、肾精亏损引起的男女性不孕不育、阳痿、早泄、宫寒、性冷淡等严重的命门火衰的症状。因为这个药除含以上的那些成分之外，还含有肉桂、菟丝子、鹿角胶、枸杞子、杜仲之类的壮阳补肾的药。

有人可能会说，那用百补增力丸和金匮肾气丸治病不就行了，为什么还要用白茅根和车前草泡茶喝呢？

因为这位患者之前喝水少，导致下焦湿热重，而白茅根和车前草这两种药都是清利下焦湿热的。一种药5克，两种药10克的量，早上十点来钟和下午四五点当茶喝，跟前面的药丸间隔了至少两个小时。这样两种药各司其职，互不冲突，就如同车前草和白茅根打前锋，百补增力丸和金匮肾气丸督后阵。

在出现急性泌尿系统感染或尿路感染症状的时候，不要上来就吃药，要先分清症状。如果是感染引起的，会出现尿急、尿频、尿痛，就是那种总想尿尿又尿不尽的感觉，这种情况大多是急性感染引起的，而且尿常规的检查结果也常会有红细胞、白细胞、蛋白等这些指标不正常。如果是这种情况，需要去看医生，医生也会根据情况酌情给你用抗菌药治疗。

尿常规里的小常识

我们去医院看病常常会被要求做尿检，查尿常规。做尿检最好用晨尿，还得要用中段尿，这样测出来的结果才最准。但像那种急性泌尿系统感染，即便不用晨尿也很容易就能查出来，这类疾病的患者的尿常规里红细胞和白细胞大都是两个到三个加号，甚至还会有蛋白质。红细胞分为单纯的红细胞和红细胞管型，红细胞管型就是脱落的肾小管，再加上蛋白尿，就可以诊断为肾炎或肾盂肾炎，说明感染日久，累及到了肾脏的功能。如果已经到了这种地步，就要结合检查一下肾功能，如果肾功能里面尿素氮和肌酐等指标都不正常，一定要及时就医。

{ 血热会让你变丑 }

脸上疙瘩不断，可能是血热惹的祸

血热这个词我们并不陌生，对血热你是怎么认识的呢？我曾经问过我的很多患者朋友这个问题，她们会说，血热就是上火呗，上火吃泻火的药不就下去啦。这么说也有些道理，但其实并没有这么简单，血热上扰头面，血热妄行，让脸上生毒，生疹，生疮；血热下行，会让月经不调。

先说头和脸上的事。睑腺炎大家听说过吧？有的地方叫麦眼，说白了就是上下眼皮上长脓包。有较真的人就会问，为什么同样在头面部，脓包偏偏生长在眼睑上呢？

眼就是窍。我们听说过七窍流血这个词，头面上的七窍有眼、耳、口、鼻，这些部分加起来是七个孔，这就是七窍。

血热上扰头面，长睑腺炎的同时，也可能会影响到鼻子，出现鼻腔黏膜充血，甚至是鼻出血；影响到嘴巴内，可能会引起急性咽喉炎或急性扁桃体炎；影响到耳朵，会引起耳鸣，也可能会引起鼓膜充血，还可能会引起中耳炎，导致耳道内有脓性的分泌物流出。

仅仅血热上扰头面就会引起这么多病，真是不可思议。到底是哪里出了问题引起了血热呢？其实主要原因就是吃辣和甜食太多，而喝水太少。

有人说我不爱喝水。也有人说我一天到晚忙得根本就顾不上喝水。还有人把喝水改成喝饮料，觉得喝白开水太淡没有味，不好喝。

现在有很多人爱吃甜食，尤其爱吃奶油蛋糕这些高热量的食物，偏偏自己又是上班族，一天到晚坐在办公室的电脑前处理方案，早晨开车上班，晚上开车下班，活动最多也就两百步，她吃进去的这些热量，根本就没有消耗，只会堆积在体内。很多这样的女性，在上班前还是窈窕淑女，上班后没几年就成了"俄罗斯大妈"。

血热跟辣总有扯不断的关系，辣能增进食欲，但增进食欲的同时也给身体带来了火。我们都爱吃火锅，火锅和牛羊肉是绝配，牛羊肉都是温补的，辣加上温补，就会生热，引起体内血热。

如果爱吃火锅的同时也爱运动，就能通过出汗把这些多余的热代谢出去，在潮湿的成都和重庆，这里的人爱吃辣全中国人都知道，潮湿和温热的气候可以让你皮肤的毛窍张开，出汗就会多，出汗多了血热就会有途径代谢。另外辣可以除湿，但在北方，你一天到晚都需要补水和做面膜，就这样还觉得皮肤干燥，再加上吃辣，上火就变成了家常便饭。

因为我在北方行医，经常有病人来找我看病说："我怎么头皮上老长那些脓包疙瘩什么的呀？真是烦死了，为什么就好不了呢？"

我就问她三个问题。

"你喝酒吗？"她说："喝。"

"你吃辣吗？"她说："吃。"

"你运动吗？"她说："几乎不运动。"

我跟她说："这就跟治感冒一样，你说我能治得你一辈子不再感冒吗？"她想了想，说："不可能。"

大家明白这个道理就行。头上长疙瘩、长痘就跟感冒一样，我可以给你开点一清胶囊或者是连翘败毒丸之类泻火解毒的药，然后也可以再加点克拉霉素之类的消炎药治你的毛囊炎，吃上三天药差不多就能控制。同时，你要戒辣，多喝白开水，多运动，坚持一个星期，病就能好。但一个星期后，好了伤疤忘了痛，你又重新拾回原来的生活和饮食习惯，病情周而复始，反复发作，我只能说彻底治好你病的人是你自己，不改变生活和饮食习惯，一切都是白忙活。

睑腺炎应该怎么治

如前所述，睑腺炎这样的病，也是不良的饮食和生活习惯造成的。有很多病人，反复找我来看这种小毛病，几乎一年要起好几次，左眼下去，右眼又起来，治好了再犯，犯完了再治，就是因为管不住自己的嘴，也不想动。辛辣食品、奶油蛋糕等，甚至是咸菜，这些能快速打开味蕾的食物，让你逞了一时之快，但也付出了代价。

我不是要让大家学苦行僧，每餐都吃忆苦饭，上面的这些食物，可以吃，但要适当吃。不过，如果你在北方，就更需要通过运动把这些过剩的热量代谢出去，这样就不会让它堆积在体内，转化成血热，继而转化成热量，最后转化成过多的脂肪，让你生睑腺炎，长毛囊炎，起疖肿，长成水桶腰。一定要记住，血热在导致你生病的同时还会让你变丑。

睑腺炎的调治方法：

生了睑腺炎的时候，不要惊慌。如果它长在上下眼皮的边缘，睫毛处的位置，也就是比较表浅，不是在皮下形成的一个很硬的囊性肿那样，这种睑腺炎一般长几天就会出脓。长出脓的时候，轻轻用针尖挑一下，让脓排出，然后用生理盐水反复将眼内外冲洗干净。白天可以用消炎的眼药水滴眼，一两次就可以，比如可以用氧氟沙星或妥布霉素之类的眼药水，晚上可以用眼药膏，可以将金霉素眼膏抹到伤口处，经过一晚上的时间，药能充分地吸收，效果还非常好。

上面就是自己处理睑腺炎的外用方法。我们常说治病必须治根，治根就要调内。如果睑腺炎好了，但你便秘，小便黄，甚至出现鼻出血、耳道内的鼓膜充血等这些症状，就是内热还没有清除，可以口服清热泻火的中成药，比如连翘败毒丸、一清软胶囊等这些清热解毒的药。吃这些药把这些症状调治好，你的体质就能改变过来，病就能治根。

血热的升级版，小心血燥"烧"身

血燥可以理解为血热，但是跟血热还是有一些区别的。简单地说，血燥是血热的升级版。当人体受湿热邪气侵犯后不能及时清除，时间一长，血热内蕴或热毒蓄久，得不到疏泄，就会耗伤体内津液，引起血燥。打个比方，农村有一些柴火垛，下雨时柴火垛被淋湿了，当雨过天晴的时候，你会发现柴火垛在冒烟，手伸进去能感觉到热气，这是什么原理呢？就是湿气堵塞在柴火垛里面挥发不出去，生热了。

中医认为，阴液泛指体内一切富有营养的液体。身体内的血液、汗液、精液、唾沫等都是阴液。体内要是阴液不足了，就像失去了灌溉的土地。这时候，心、肝、肾等脏腑，眼、耳、鼻等孔窍，还有我们的皮肤，失去了滋润，就会产生一系列干燥失润的症状，比如眼干、皮肤干、便秘、肾虚等。

身体缺水，在中医体质学上，被称为阴虚体质。阴虚体质主要是指体内津、液、精、血等阴液亏少。

阴虚体质的人一般偏瘦，平时容易口燥咽干，爱喝水，甚至有的鼻腔都干燥出血，特别是在秋季；还会表现出手心和脚心发热、舌尖或舌苔偏红、性格比较急躁等症状。这些都是阴虚内热生燥的表现。这也是为什么瘦人更容易便秘，因为瘦人阴虚的多，滋润肠道的津液少了，就会容易便秘。

我曾遇到一位30多岁的女性患者，她来看病，说老感觉干，眼睛干，鼻子干，嘴干，皮肤干；喝多少水都觉得不解渴，甚至要时不时用湿毛巾捂着鼻子才能缓解鼻腔内的干燥；来月经的时候也很痛苦。

有很多女性来月经的时候会有这样的"月信"，也就是征兆，即心情很烦躁，情绪很难控制，看什么都不顺眼，总爱发脾气，而且还会感觉头痛，这预示着要来月经了。而她除了上述表现，来月经之前还会鼻出血，这就是伤热血燥的缘故。

阴虚血燥对女性的伤害是很大的，热会使女性的月经过多，解小便痛，在孕期还会引起子痫，在哺乳期还易生褥疮和阴疮。

来月经的时候，心烦、爱发脾气、头痛，是热扰神明，也就是清明之府。清明之府指的就是大脑，想象一下，火苗都是炎炎向上的，人身体的最高位就是清明之府——头颅，所以说血燥伤热的时候，头反应最强烈，牙龈、鼻腔里的毛细血管很脆弱，被热一煎烤也最易破裂出血，就形成了中医所说的鼻衄、齿衄和吐衄。

其实热邪和寒邪一样，都会挑人身体最弱的时候乘虚而入。女性体虚有三个关键时候，一是来月经的时候，二是怀孕的时候，三是哺乳期的时候。

月经的时候，吃辛辣刺激性的东西过多，久处高温伤热，会导致来月经时量多，经期由原来的四五天，延长至七八天或者是十几天。

怀孕的时候总怕着凉，穿得太多，使劲地补，生怕生下来的孩子营养不够，结果高热量的食物摄入过多。而且不要忘了，怀孕时你热，孩子也同样会热，而且会因热而生子烦、子痫、子满。有的还会因营养过剩、活动过少而致胎肥，本来胎儿有 3～3.5 公斤就可以了，结果 3.5 公斤多还不行，甚至是 4～4.5 公斤；本来可以顺产，但因孩子过大只能剖宫产，生下来 4.5 公斤的孩子，虽然看着心欢，不一定就健康，不仅如此，孩子生下来后，也会体热毒盛，易生湿疹或毒疮。这也是阴虚体质形成的第一个原因——先天造成的。

阴虚体质的形成主要有两个原因，一是天生的，就是刚才我们提到的孕期不注意控制饮食，自己过了瘾，苦了孩子，而且可能还会对孩子造成一生的影响；二是后天不注意调理，过度劳累或者性生活频繁，纵欲耗精，慢慢消耗掉了阴液。女人的一生要经历月经、生育、哺乳等几个重要阶段，这些过程都会消耗掉体内的血液，以血为基础的阴液不断被消耗，久而久之，女人就容易阴虚。

因此，我们要在一开始伤热的时候就要注意，怎么注意呢？告诉大家一个自检的方法：

女性刚开始伤热和伤湿、寒一样，会体现在舌苔上。伤热的时候开始会苔少而红，甚至是整个舌体通红，如果伤热的时候还没有得到及时的防治，就会使热入脏腑，舌苔也会由红变黑，这个道理就像我们煮饭的时候忘记关火，最后直到把锅烧干、烧煳，留下的全是黑渣。

女性伤热的时候要结合舌苔、大小便、月经、头痛等一些外感热病的症状，及早地防患于未然，要知道清热的药有金银花、大青叶、板蓝根、蒲公英、菊花等，既效果好又廉价，几块钱就能买来一大堆，时间充裕的时候就煎汤，没时间的时候就泡茶，及早地把热赶走，不要让这原本的星星之火烧尽我们整个草原。

我给大家推荐两款调理阴虚体质的食材：

鸭肉是阴虚体质人的首选。在中医看来，鸭子吃的食物多为水里面的生物，而且经常游在水里，所以鸭肉比较甘甜，偏寒。《本草纲目》中记载，鸭肉能大补虚劳，最消毒热。燥热体质的人每周可以炖只鸭子吃。

桑葚滋阴补血的功能也非常好，最能补肝肾之阴，肝肾虚的人可以吃。《本草经疏》里说到桑葚"为凉血补血益阴之药"，还说"消渴由于内热，津液不足，生津故止渴，五脏皆属阴，益阴故利五脏"，意思就是老觉得口干口渴，一般都是内热多和津液少的缘故，桑葚能生津止渴，对五脏六腑都很好。尤其是肾阴虚体质之人出现口渴、看不清东西、耳鸣时，最适合吃。大家可以买些桑葚干，日常泡水喝。

滋阴还有很重要的一点，那就是不要熬夜。熬夜等于消耗阴液，阴液被不断地消耗掉，自然就出现了阴虚，时间长了，慢慢就会变成阴虚体质。

{血瘀体质最可怕}

血瘀了，身体会给出哪些提示

血瘀体质的人比较容易健忘，记忆力特别差。这类患者经常反映，刚做完的事情、说过的话，过了一会儿就什么都不记得了；或者随手放的东西，再去找就记不起放哪儿了。有些患者说，以为是自己年龄大了，记忆力下降了，就拼命吃很多补脑子的补品，结果发现一点改善也没有，这就属于不清楚自己的体质，乱吃。

血瘀体质不仅仅是健忘这么简单，脑梗、冠心病、高血压最爱这类体质的人，大家要引起特别的注意。

血瘀体质的辨别方法：

这类人最具特征的表现是在皮肤上，平时他们的面色一定是晦暗的，不红润，嘴唇是暗淡的，皮肤颜色也是偏暗或者有一些色素沉淀，还很干，一点也不滋润，脸上容易长瘀斑，用多好的护肤品都没用。女性最常见的表现还有痛经，经血颜色为紫黑色，还夹杂着血块，甚至过早闭经。

这类人的性格一般是内向的较多，容易压抑烦躁，容易忘事。判断血瘀的一个简单方法是看舌头，舌质颜色暗，还有瘀点，或者为一块块的片状瘀斑，舌下静脉曲张，增粗，颜色紫暗。具有以上舌体的人，基本就可以判断是血瘀体质了。

我之前曾遇到一位患者，40 多岁的一位大姐，做会计工作，一直做得不错。她找我来看病，说自己最近老忘事，刚做过的事，转脸就忘了，怀疑自己是不是年纪大了，得了痴呆了。

我看了一下她的面色，眼眶发黑，两颊毛细血管扩张，舌下青紫一片。看到这儿，她又告诉我，自己不小心碰一下磕一下，皮肤立刻瘀青一片，很长时间都消不下去。这就是非常典型的血瘀体质，并且是血瘀阻滞在脑部了。

气滞、受寒、血热，最易致血瘀

了解血瘀体质的形成原因，对于预防尤为重要。

血瘀体质的形成，主要有三个原因：

第一是气滞导致的。我们平时常说"气滞血瘀"，身体里血液的运行是靠气推动的，气行则血行，气滞则血瘀。气不通畅了，血液流通也不会通畅的。所以说，那些动不动就生气、郁郁寡欢的人，长期气郁结，推动不了血液的运行，血液就会黏在血管壁上，最开始是一点一点，时间长了，像淤泥一样越积越多，就会形成瘀血，阻塞血管。

第二是寒导致的。水在寒冷的冬天会结成冰，血液也是一样的，寒凝则血瘀。血液只有在正常体温下才能运行，如果身体处于寒冷的环境中或者处于一种寒冷的状态，血液的运行就会变得缓慢，再加上血管收缩，会进一步加重这种情况。这就是为什么心梗、脑梗的病人，在冬季发病率和死亡率较高，我也在此提醒大家，在冬天不要为了美穿得太少，也要少吃冷饮。

第三个原因是血热，血热也会形成血瘀。血液在身体里属于阴津，我们知道热伤津，体内的津液少了，血液也会浓缩变稠。热量在体内积累过多，会灼伤我们的津液，会危害到血液。我发现来看病的人中，体热偏瘦的人抽出来的血一般颜色偏暗红、偏黑，很稠。

以上气滞、寒冷、血热是导致血瘀的三个重要原因，知道了这三条，以后在生活中就要注意了。

血瘀"恋"上你，三招摆脱它

如何调理血瘀体质？可以从食疗、运动、穴位按摩这三个方面予以注意。

先说食疗。血瘀体质的人，饮食上要多吃一些行气活血的食物，比如山楂、玫瑰花，这两样东西都具有活血散结、行气、疏肝解郁的作用，平时可以拿来泡水喝。还有醋、黑豆、油菜等也具有活血化瘀的作用，也可以多吃，除此之外，还要少吃肥肉等油腻的东西。

山楂和黑豆这两种食材比较常见，比较方便易得。

对血瘀体质的人来说，山楂是首选。因为山楂除了能消食健胃以外，还有活血化瘀的功效。山楂中含有三萜类及黄酮类等药物成分，具有显著的扩张血管及降压的作用。能活血化瘀，软化血管，减少血栓形成。

山楂的吃法非常多，我们可以用鲜山楂 500 克，加桃仁 50 克，蜂蜜 100 克制成山楂桃仁。而桃仁也具有活血化瘀的作用，山楂配桃仁，更加强了化瘀的作用。

或者自己做个山楂汤，用山楂 60 克，打碎，加水煎汤，再加点红糖调味，活血行气的效果非常好。

但要注意，山楂不能空腹吃，因为它含有大量的有机酸、果酸等，空腹食用的话，会使胃酸猛增，对胃黏膜造成不良的刺激，会引起胃胀反酸。另外，山楂也不能生吃，生山楂里的鞣酸和胃酸结合容易形成胃结石，所以最好将山楂煮熟了吃。

黑豆应该怎么用呢？给大家介绍一款黑豆川芎粥。做法很简单，将 10 克川芎用纱布包裹，再和 25 克黑豆、50 克粳米一起煮熟就可以了。黑豆中所含的不饱和脂肪酸，可促进胆固醇的代谢、降低血脂，预防心血管疾病，而川芎能活血化瘀，药效又不像红花一样过猛。

血瘀体质的人，由于经络气血运行不畅，运动必不可少，可以说运动是血瘀体质患者最简便、最廉价的调理方法。那么血瘀体质的人适合哪种运动呢？由于这类人心血管机能较弱，不宜做大强度、大负荷的体育锻炼，而应该采用中小负荷、多次数的锻炼。我比较推荐步行健身法，每天走个一万多步，能够促进全身气血运行，振奋阳气。

如何通过穴位按摩调理血瘀呢？人体中具有活血化瘀作用的穴位很多，像神阙穴、太冲穴等。

　　神阙穴位于肚脐窝正中，是人体最隐秘、最关键的要害穴窍。血瘀体质的人可以经常按揉这个穴位，对于恢复心肺功能很有帮助。每晚睡前空腹，将双手搓热，左手在下，右手在上，叠放于肚脐，顺时针揉转，每次揉10分钟就可以。

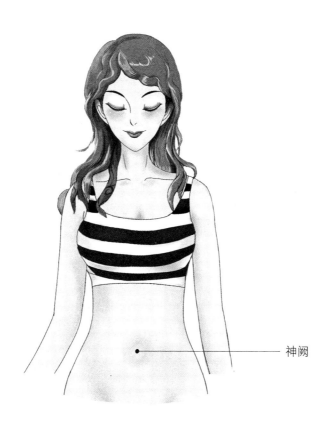

神阙

太冲穴又称为消气穴，在第一和第二个脚趾结合之间的凹陷处，生气后按这个穴位，有消气的作用，可缓解因生气引起的一些疾病。血瘀体质偏于气滞的人可以选择对这个穴位进行按摩。每天按摩 2 次，每次按摩 15 分钟。

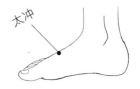

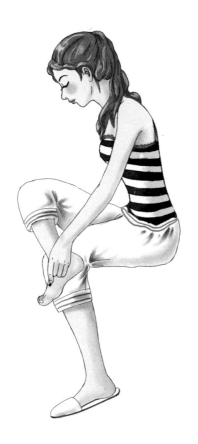

不懂体质乱用阿胶，
会越补越亏

现在有很多女性喜欢吃阿胶补血，各种制剂的阿胶都有，因此阿胶价格也是一路飞涨。

常有女性病人来找我看病，说最近自己总是爱便秘，原来每天一次大便，现在要两三天一次，还很干。

还有病人说最近怎么脸上老起痘痘，尤其是嘴周边一圈的位置，反复起，看着也不像粉刺，有的医生说是毛囊炎。

也有患者说，最近总是口气重，爱发脾气，爱上火，有时还烦躁不安。

还有一部分患者说最近脸和头上的油脂分泌特别旺盛，用控油的化妆品都不行，到下午用纸巾一擦脸上的皮肤，皮下冒出的油都能把纸巾浸透。

以上这些都是一些说大不大、说小不小的症状，到底是什么原因造成的呢?

问诊后才得知,这些人有一个共同点:乱吃阿胶,把阿胶当成补品,认为多多益善。她们在吃阿胶的时候除了会出现上面那些症状外,还有另一个最重要的表现——这些人大多会同时伴有月经不正常,有的人月经提前一个星期,也有的越补月经量反而越少,越少越觉得补得还不够,结果进入了一个恶性循环。

再往下深究原因,其实,归根结底一句话,都是体质造成的。接下来,我们用两个案例举证,听完这两个案例,相信大部分人都会觉得这是在说自己。

有位女性患者,30 岁,未婚,身高 160 厘米,体重 54 公斤,胖瘦适中,还有马甲线。如果你刚好符合以上标准,相信你对自己的体形会非常满意。但由于工作的原因,你需要上夜班,熬夜对你来说是常事;你爱喝饮料,几乎不喝白水;因为上夜班,你养成了爱吃零食的习惯;吃零食多了你又怕长肉,所以几乎每天只吃一顿正餐……你最近感觉自己的月经量少了,你猜测自己一定是虚了,所以需要补血,你的那点常识只知道吃阿胶可以补血,所以你买阿胶吃。结果呢?非但没补好,还出现了上面的一些症状,比如长痘、月经量反而更少、心烦等。

我们再举一个案例,同样是女性患者,40 岁,育有两个孩子,最小的孩子也有三岁了。她的月经量也同样偏少,但还可以,起码前两天的量还行,但也只有两天,第三天就差不多没了,最多四天就能彻底干净。而月经还不是让她最烦心的事,让她最烦心的是带下病。她反复做过多次的阴道分泌物常规检查,什么细菌性阴道炎、霉菌性阴道炎、支原体和衣原体感染、盆腔炎等,她几乎都得过。往往是细菌性阴道炎治好了，因为用消炎药过多，霉菌性阴道炎又来了。于是各种栓剂和洗液，恨不得一起都上，赶快把病治好。而结果总是反反复复，她听有些讲座的医生说："正气存内，邪不可干。"吃补药就是强正气呀，正气足了，这些烦恼的病不就没有了？结果她也吃阿胶，一吃阿胶，让她的带下病更不正常了，原来带下还没有味，现在带下反倒开始有一股腥臭味，最后补得月经也不正常了，甚至还出现了烦躁不安等其他症状。

我们先说第一种情况，第一位 30 岁的女性，由于不良的生活和饮食习惯，造成了她体内热盛的体质。她这种情况本身就不宜补，补会助热生火，火上行头面部就会长痘。火还可以耗伤气血津液，就像锅里烧的开水，越加热，水就蒸发越多。月经也是气血津液的一部分，越吃阿胶，月经量变得越少，就是这个原因。

像这类型的女性应该怎么做呢？应先戒掉零食、饮料等那些高热量的饮食，多喝白开水，另外再加上适当的运动，每周要坚持四五次，这种泻体内热、改变体质的方法，效果比吃药来得还快。如果你要选择用药，可以吃加味逍遥丸。逍遥丸里有丹皮、栀子之类清热调经的药，可以快速把经血和体质调理过来，但吃药归吃药，忌口、运动、喝水才是关键。

后面这位 40 岁的女性，带下病是最困扰她的问题。女性在排卵期，也就是月经周期中间那十来天，有带下排出，有时候可能还会掺杂少量的血，这时候的带下清淡无异味，津津而润，这很正常。但这个女性的带下病就是湿热下注，流注于下焦胞宫所致，胞宫湿热，像一些阴道病、盆腔病都会体现出来，当然这里面还有更严重的急性宫颈糜烂，这些需要去医院看的病，已经超出了调理的范畴，应该及时去医院就医。

像这种情况，需要忌口一些油腻的高热量食物，比如肉、奶油蛋糕之类。大家不要烦我说运动、喝水，这类患者同样也应该这样做，当你真正体会到喝水、运动的好处的时候，你会爱上它。当然她在停掉阿胶的同时，可以吃乌鸡白凤丸，这是一种可以除湿化带的药丸，血糖高的人可以吃水丸，血糖正常的人可以吃大蜜丸，效果更快，可以连续吃两到三盒，吃一段时间体质就会恢复，带下也不再那么烦人。

阿胶并不适合所有的女性吃，如果不清楚自己的体质胡乱进补阿胶，不光起不到任何效果，反而越吃病情越加重，比如体内热盛的人和有带下问题的女性，都不适合吃。

补血也要看体质：
怎么补血不上火？

吃补血药也要看体质，因为补血的药里面一般含有一些补气兼补血的成分，比如人参、党参、黄芪、当归、川芎之类，这类药的药性都是温性，我通常说温补，温就是可以起到补益的作用。吃温药就会生热，热就是上火。

为治血虚喝药酒，反因热毒生疖

我给大家讲一个病例，一个 30 多岁的女性病人，腰上长了一个直径有七八厘米的大疖子。有疖子，说明体内一定有热毒，有热毒就意味着有不良的饮食习惯。最后我通过了解，才知道她的病因在哪里。

她患有贫血，一直怀不上孕。平时手脚冰凉，之前看病时大夫说她虚胖，160 厘米的身高，体重在 75 公斤左右。三十大几的人了，肯定想要孩子，但因为血虚宫寒，她不孕多年。有人给了她一个偏方，让她用锁阳、当归和枸杞泡酒喝，每天早晚各喝一次，每次喝一两多。喝了也就 20 多天，手脚冰凉的症状的确有所减轻，但她感觉最近头总是昏昏沉沉的，还时不时耳鸣，就像蝉鸣一样。有一天晚上睡觉时，觉得腰部位置胀痛，一摸才知道长了个特别大的疖子。

我们都知道，酒性辛热，一般中药用酒当药引子，可以引经入药，以助药性。偏方里的锁阳是壮阳药，为辛热之品，当归同样性温、味辛，只有枸杞性平，味微发甜。用这个方子泡酒喝，锁阳是君药，起主要作用；当归补血，是臣药；枸杞的药性完全被这些温补的药和辛热的酒掩盖，连个配角都算不上。用这个方法治疗阳痿还可以，但也有一个很关键的地方：如果患者本来就便秘，四五天一次大便，就不能喝这个药酒。便秘的人，肠道积热，日久生毒，再用这些辛热的药在后烧火，这些火就会形成热毒。热毒总要找一个地方发出来，疖子就是最终的产物。而头昏、耳鸣，甚至是牙龈肿痛或牙龈出血，只是热毒的一个帮衬。

我告诉她，马上停止喝这个药酒，针对腰上的疖子，我给她开了一个外用的夫西地酸乳膏，让她大量喝白开水，少吃盐，少吃甜食，吃东西一定要清淡，羊肉、火锅一律不能吃，红酒、白酒一律不能喝，另外还要适当做有氧运动让身体出汗，出汗的时候要及时补充白开水。

她照我说的去做了，也就两天的时间，耳鸣好了，头也不昏沉了，而且大便也每天一次，规律了，这在以前是从来没有过的。最主要的是，这么大的疖肿，原本自己奔着切开然后输液的心理准备去的，也就六七天的时间，竟然神奇地消了下去，根本就没有破头。

她说这次长记性了，再也不乱用什么偏方了。后来我给她吃专门可以补肾阳和肾精的五子衍宗丸，效果非常好。因为五子衍宗丸在补肾阳的同时，也可以补肾精，肾精充足，精就可以生气血。但补血是一个相对缓慢的过程，因为贫血不是一天得来的，也不是一朝一夕就能补上去的，一定要耐住性子慢慢来。

辨清体质，补益吃药有讲究

吃补益气血的药的时候，一定要先了解自己的体质。

如果你有便秘的病史，如果你本身就牙痛、牙龈肿、牙出血，如果你有火气上扰、耳鸣、头昏、烦躁等症状，或者你正好赶上身体的某个部位长有疖肿，诸如此类的情况就不要吃补药，或者不能动这个念头。

如果你本身大便次数偏多，这说明你的脾胃功能比较弱。你可以吃以下几种药，比如百补增力丸、阿胶补血颗粒、十全大补丸、补中益气丸、内补养荣丸、人参养荣丸等，按说明书服用就行，我就不一一列举了。

在吃这些补药的时候，一定要看清上面的说明书，严格掌握用药的量。我接触过很多病人，觉得药量加倍效果就好，补得就快，这大错特错。无论任何药，在用药的量上，临床上都做过严格的考究定量，永远要记住一句话："加大药量，只能增加药物对身体的副作用，不能增加治疗效果。"

而补益药的副作用，就是让你上火，让你热毒积聚成疖肿。除不能擅自增加药量外，还要看清上面的禁忌。有很多病人说，说明书上面的很多禁忌就是"尚不明确"，我现在就明确地告诉你，禁忌就是我所说的这些内容。如果你在吃这些药的时候，出现以上症状，就是补得太过了，需要立刻停药。

如果你在任何补药里看到这些成分，比如肉桂、鹿角、紫河车、附子之类的药名，吃的时候一定要警惕，因为这些都易生热。

那么有没有吃补药不上火的方法呢？

我给病人开补药的时候，我会告诉她，要多喝白开水，每天至少2000毫升，也就是普通装的四瓶矿泉水的量，而且一定是白开水。要少盐，少面食，不能喝任何碳酸含糖饮料，不能喝酒，不能吃羊肉，不能吃火锅。要适当做有氧运动，有氧运动中最好、最省钱的办法就是快步走，也就是稍快一点的走路，可以微信统计一下，每天至少要一万步。

因为吃补药的时候，少盐可以打开毛窍，打开皮下的分泌腺，加上运动可以让你多出汗；少糖、少面食、不喝碳酸饮料是让你少摄入更多的热量，以免长脂长肉，其实这是我平时健身得出的心得，非常实用，大家可以试一试。

另外羊肉是温性的，这就是为什么新疆等寒冷地区的人爱吃羊肉，因为它的确可以暖身子，让身体发热，但我们本身就在吃补益的药，就不能再吃羊肉助热生火。

火锅，尤其是川味的辣火锅，即便是在不吃补药的时候，如果晚上吃了火锅，也会入睡困难。而对那些火气比较旺盛的人，晚上一顿火锅会让他浑身瘙痒难耐，整夜失眠。本人就有这个体会，所以我晚上吃火锅的时候，大多是别人涮肉，我涮青菜。肉的美味对大多数人来说可能难以阻挡，但你可以选择少吃，再搭配适量的青菜，这样既享受了美食，又不会造成健康困扰，也算是一举两得。

气血不足致不孕，
一根跳绳解决大问题

这些年不孕不育的人越来越多，是什么原因造成的呢？

先给大家讲一个病人看病求医的故事。她是一名 40 岁左右的女性，原来是一所大学的老师，后来下海经商，十几年商海历练，赚得盆满钵满。她一直没有结婚，是因为自己经历过几段失败的感情后，对婚姻失去了信心，但又特别想要一个孩子，于是就想到做试管婴儿。

这个年龄的女人一旦到了特别想要孩子的地步，那种不达目的不罢休的欲望就会非常强烈，但她的身体条件不允许，激素水平低，根本就不能取出正常发育的卵泡，于是就开始了她的漫长求医路。

她的月经期短，经血少得可怜，每次只来一两天就结束。京城各地的西医妇科权威专家她都去看过，绒毛膜促性腺激素之类的也打过无数针。

中医诊断她气血亏，补气血的汤药她吃过数不清多少服，以致后来她看到药汤就想吐。差不多有三年时间，这三年里她不是看中医就是看西医，仍然没有如愿。

后来她找到我，是因为看了我写的书。第一次来找我看病的时候，她拿出一个袋子，里面装满了自己所有的就诊记录，跟她一聊，我发现她比一般的病人专业多了，中草药的方子，她一眼就能看出来是治什么病的，对西医的激素水平化验数据她都能背下来，这三年真让她久病成医。

我给她把脉时，发现她的脉稍沉细，唇色还可以，血红蛋白成人的正常指标在110以上，她105，寸关尺的脉象，中间的关脉玄，玄又如琴弦的弦，就是把脉的时候犹如按琴弦一样的感觉，这说明她最近的肝气旺。这也难怪，看这么多的医生，浪费时间和金钱不说，病也没治好，肯定肝火大。

我给她开了三种中成药：第一种是加味逍遥丸，吃两盒；第二种是内补养荣丸，也吃两盒；第三种是锁阳固精丸，也是吃两盒。

刚拿到药的时候她很诧异，问我："一天要吃这么多药丸吗？"我说："没让你一天吃这么多，分阶段吃。"这三种中成药丸，只每天吃一种就可以。比如加味逍遥丸一次一袋，一天两次，饭后吃，两盒能吃10天；第11天的时候再吃内补养荣丸，内补养荣丸的药量是一次两丸，一天两次。她60公斤的体重，我让她一次吃一丸半，一天吃两次，在饭后一小时吃，20粒的药丸，一天三丸，差不多吃了七天；第八天我让她吃锁阳固精丸，一次一丸，一天两次，同样吃两盒，在吃这个药的时候，正巧赶上她来月经，让她月经期停三天的药，三天后不管还有没有月经，都把剩下的药吃完。

第一步吃加味逍遥丸是为了调和她的肝脾，里面有丹皮和栀子能泻肝火；等她的肝脾梳理正常了，就开始第二步，吃内补养荣丸调理她的气血，她的体重适中，只是阳气偏旺，吃补药易上火，所以让她每次减半丸的量，内补养荣就是在养气血，气血足了，月经的量自然就会多；第三步，万事俱备，只欠东风，气血足了，再强肾中精气，精生卵，吃锁阳固精丸就是为了强精气，培补先天精气的来源。

我跟这位患者很聊得来，也从她的求医经验中学到了很多东西，她说："我看了这么多的医生，很多医生都跟我说要跳绳。"

医生说跳绳能改善她的内分泌，能改善她的激素水平，开始她也半信半疑。我跟她说，既然这么多的医生都说这个方法好，一定有它的道理。

我让她边吃我开的药，边让她坚持每天跳绳。她不上班，专职求子，有的是时间。每天早上起床先拉伸筋骨15分钟，再慢跑十几分钟，然后再跳绳，一开始跳200下，最后她200下一组，一组休息两分钟，每天能跳十几组。这位患者本身就是一个执着的人，这样的人要坚持下去，会几十年如一日，这种精神和毅力非常可贵。

也就在我认识她差不多半年的时间，她成功地做出了试管婴儿，还是女孩子，她最想要的就是女儿了，也算是得偿所愿。

话说回来，跳绳真有那么好的效果吗？能替代吃药？能改善激素水平？还能生孩子？看完这个故事你一定会有一连串的问题。

跳绳的确能促进卵泡发育，因为运动本身就能改变内分泌。运动的人为什么皮肤好？就因为代谢好，内分泌正常。运动能增进食欲，有食欲说明脾化生水谷精微，化生气血的功能正常，气血足，人身体的各个脏器才能正常运转，才不会这儿虚那儿虚。

当然运动只是一个方面，而且不是所有人都适合这项运动的。比如说如果你本身气血就亏，甚至伴有贫血和低血压，像这种情况就不能像上面那样负荷运动，就需要先调理气血。

调理气血是一个相对较长的过程，因为亏不是一天两天亏下来的，补就更不是一两天能补得上去的，这个时候可以吃调补中气的补中益气丸或参苓白术丸。

如果舌苔厚，有积食，大便不爽，也可以适当吃点大山楂丸先消导化积后，再吃补脾胃的药丸，吃到20多天，胃口好了，再适当运动，用不了多长时间，身体就会上一个台阶。

如果有低血压也可以适当喝生脉饮口服液。生脉饮口服液有两种，一种是人参的，一种是党参的，平时容易上火吃党参的，不容易上火吃人参的就可以。

再好的方法也有利有弊，如果膝关节半月板有运动损伤的人就不适合跳绳，不适合也不是说绝对不能，你也可以多做上肢运动，下肢运动适可而止，能达到出汗的效果，对自己体质的调理就非常管用。

大道至简，其实很多好的方法都在我们的生活中，只是我们没有发现而已，即便是发现了，也没有毅力坚持，殊不知，如果能坚持下去，或许会收获人生的另一种可能。

四味补气血秘药，
做鲜活红润女人

　　"四物归地芍与芎"——这不是作诗，这是一则中成药的方剂，只有一句话，简单好记。

　　这个方剂就是四物汤，最适合女性。四物就是四种药，归地芍与芎，是指当归、熟地黄、白芍与川芎。这是治疗女性月经病的基础方，也就是说很多女性的月经病，都可以在这个方剂上随症加减。

　　未过更年期的女性，身体是否健康，首先会体现在月经上。月经就是血，在《景岳全书·妇人规》中说："女人以血为主，血旺则经调，而子嗣身体之盛衰，无不肇端于此。"所以说女性的身体有没有病，一定会先表现在血上。

　　我们给女性看病，会先问月经血是否正常，"调经血"可以说是每一个中医妇科大夫的座右铭，只要是经血不正常，身体肯定有恙。

　　女性在每个月的月经过后，因为失血，身体最虚弱，这时候不管是内因外因，稍有不注意，病就会乘虚而入。内因最常见的就是虚，而外因最常见的就是寒、湿、瘀。这些都是导致女性月经病最关键的因素。

如何应对？补虚是首要。

很多女性都知道，情绪、不良的饮食习惯和生活习惯会导致身体虚，引起月经迟来，即使来了量也很少，但这些人往往都是明知故犯。

来看病的时候，她们表示很无奈，好像还觉得自己很无辜，说没有办法，就是这样的生活习惯，改不了。对这样的女性，我会告诉她：你没办法，我也没办法。

不能自调，只有药调。说实在的，这也是当医生的责任和迫不得已的地方。

四物汤是调女性月经病最经典的一个方剂。常用药的医生，病看久了，用药的时间长了，就会更加熟知药性，药就会越用越少，原来一个方子，几十味药，慢慢地减到十几味，最后甚至是一两味药，用药少了，效果反而会更好，不但治了病，而且省了钱，也更能药尽其用。四物汤就是一个代表。

当归、熟地黄、白芍与川芎这四样中，当归是四物汤中的君药，意思就是最重要的。平时我们经常听到当归，但它的很多神奇功效我们并不是很清楚。

我们都知道当归能补虚，可以治疗月经量少，月经来迟。每次行经前的一个星期，把加工好的当归粉，直接入水冲服，每天两次，每次10克，这样坚持服一个星期，原来嘴唇淡白会变得有血色，舌质也会由淡白的血虚色而变得粉中透红，这都是因为当归把血补了回来。

当归调治女性由于血虚引起的月经病，其珍贵和性价比远强于人参。当归在补血的同时还可以活血，只有活血，经血才能通；除此之外，当归还有止痛的效果，最让你意想不到的是，当归还可以润肠通便，可以说是一药多效。

多数患月经病的人，或多或少都会痛经，而且因月经迟来，内分泌也会失调，会引起便秘；便秘就会使代谢紊乱，引起血热，上火，脸上长痘。服用当归后，你会发现原来易劳累、易心慌气短的毛病减轻了，人也变得很精神；便秘的人会由原来的两三天一次，变成一天一次，不便秘的人也会因当归"润"肠的作用，由每天一次，变成每天两次，很通畅，非常舒服。代谢得快了，身体就会感觉很轻松，而且脸上的皮肤也会很光滑。

也有一些人在吃当归粉调经的时候会略有上火，但也只是轻微的口干咽燥，这没有什么大碍，可以每天喝点菊花茶或者是绿茶，稍调理一下就会好；也可以在每天下午空腹的时候吃上一两个水果，比如说橙子、苹果、猕猴桃之类的，这些水果都偏凉性，也可以抵消当归中的那点温热之性。

现在西医也挖掘到了当归的好处，当归对心血管病、扩张冠状动脉的血流量，以及在治疗心脏病方面有很好的效果。不但如此，西医还经过临床证实当归有镇痛抗炎的作用，同时还有降血脂的作用，更重要的一点是，经过西医对当归的解剖研究证实，当归能促进血红蛋白及红细胞的生成，也难怪当归有这么好的补血效果。西医在这方面还是晚了一大步，因为中医早把当归在临床上应用了几千年。

当归作为四物汤中的君药，平时没有太明显月经不调症状的女性也可以服用。在调理女性月经不调症状的同时，当归更偏重于保健，这也应了中医的那句"治未病不治已病"，未病的时候，病患是潜在的，潜在的病只需保养就能不发病。所以说，用药轻盈就可以保健康，而不是等到有病了再去治，这就是平时用当归保养，量虽小但效更好的真谛。

四物汤的配方非常合理，其中的熟地黄具有补血滋阴的功效；白芍可以平肝止痛，养血调经。这两味都是阴柔补血之品，与辛香的当归和补气的川芎相配，动静结合，补血而不滞血，活血而不伤血。什么意思呢？比如阿胶，阿胶补血就容易让人上火，而且阿胶会使人胃口不佳，不想吃饭等；再比如活血方面，红花活血常会使人出血不止而伤血，而当归、熟地黄、白芍与川芎组成的四物汤温而不燥、滋而不腻，非常适合长期服用调养，是临床最常用的补血、活血、调经的良方，所以几千年来一直被称为"妇科圣方"。

常有病人对我说，这么偏、这么少见的药都被我挖掘到了，是的，像这种廉价的好药不能被我们遗忘掉。

坤宝丸：专治女性更年期月经紊乱

　　更年期月经紊乱是很让女人烦心的事。更年期是女性从旺盛走向衰退的过渡期，月经紊乱，总是不自觉地出虚汗，爱忘事，无理由地烦躁，甚至不可理喻地发脾气。常常因为头晕耳鸣去看神经内科，用很多调节脑神经和扩张脑血管的药，都没什么效果，最后搞得自己严重失眠，全身的关节每天不是痛就是不舒服。

　　卵巢的功能衰退是这个时期的标志，如果说用什么药能让卵巢一直保持功能正常，那是不可能的。我们常见的有治更年期的更年康，有调节自主神经失调的谷维素片，甚至还有静心口服液之类的保健品，这些药也不能说没有效果，但比起坤宝丸效果就逊了很多。

　　这个时期可以服用坤宝丸调理，一次吃5克，一天吃两次，每个月可以吃15天，连服三个月。坤宝丸里有女贞子、菟丝子和枸杞子补肾，让你的肾不虚，肾不虚，肾上腺皮质分泌激素就会正常；里面的珍珠母和鳖甲能控制你乱发脾气；还有鸡血藤和当归补血，调治血虚；再加上知母、白芍和地黄补充日益亏损的阴液。该考虑到的地方，坤宝丸都给你照顾到了。

第二章

滋阴暖阳，
让女人青春更长久

：
。

早衰、早更，都是滋阴没跟上

阴虚津液不足，体干人瘦易早枯

常有病人说，最近总是爱口干，嗓子眼儿痒，按理说口干应该想喝水，可并不想喝。这类患者中有的年龄快 40 岁了，家里的亲人有糖尿病史，所以往往就以为自己也得了糖尿病，结果一查空腹血糖才 5 点多，很正常，这是什么原因呢？

也有病人说，最近晚上睡觉爱出汗，开始头上出汗，后来身上也出汗，有时候能感觉到睡衣都被汗水浸得潮乎乎的，起床查看家里室内的温度，20℃ 左右，正合适。以前从没有过这种情况，这是虚吗？有医生说是体虚，让吃虚汗停调治，可吃了几盒效果也不明显。这又是什么原因呢？

还有病人说，我最近总爱手脚心热，尤其下午的时候感觉明显，自己留心量了一下下午的体温，37℃ 左右，稍高那么一点点；晚上也睡不好觉，心烦，有时候还耳鸣，入睡难，做噩梦。是不是提前进入更年期了呢？但今年才 30 多岁，月经也正常，不可能这么早就进入更年期吧？也有朋友说这是亚健康，那到底是什么病呢？

以上我举的这些例子，其实都是女性阴虚的典型症状，也可说是阴液不足，就如同干涸的土地，需要水这些"阴液"的滋润。如果阴液少了，就会干，甚至会生火，中医就把它称为"虚火"，贯穿起来就叫"阴液亏损，虚火上炎"。像那些手脚心发热，晚上睡觉引起的盗汗，下午低烧，没有咽炎或扁桃体炎，血糖也不高引起的口干、口渴，以及晚上失眠多梦等，都是因为阴虚。

是什么导致的阴虚呢？

我给大家举个例子：有一个 30 岁的已婚女性，身高 160 厘米，体重 45 公斤。你肯定会说这个人真瘦。对，她的确很瘦，正常像她这样的身高，体重最少也应该在 50 公斤以上才算正常，但现在中国老百姓的审美变了——很多人都觉得瘦就是美。

咱们再往深里研究这个女性，她是湖南人，饭店的经理，店长级的负责人，这样的人几乎夜里 12 点以前没有睡过觉，平时爱吃辣，有时候还得喝酒，因为顾客才是上帝，每天的酒和应酬是必不可少的。她没有喝水的习惯，有很多时候也根本顾不上，实在累和困乏的时候，也只能冲上一杯速溶咖啡，来提神补充能量。

不喝水，爱吃辣，睡眠没有规律，每天还得喝辛辣的酒，酒和辣都是湿热，为什么喝酒吃辣的人容易口渴？就是因为湿和热耗伤体内的阴液，长此下去，人会变得更瘦，等到体内的阴液因为这些不良的生活习性导致不足的时候，就会出现我开头提到的那些症状。

中医对阴虚有详细的论述，这些基本的、常识性的东西大家还是得知道一些：

比如说久咳可以导致肺阴虚；长期爱吃辣、喝酒会引起胃阴虚，会表现出反酸、胃灼热、胃胀、胃痛等胃炎的症状；经常发火生气，会伤肝阴，导致自己的脾气点火就着，嘴苦，口气重，肋胀满疼痛。而以上这些种种后天的耗伤，最后都会伤害到肾，引起肾阴虚，女性肾阴虚后会腰酸空痛、乏累、阴道干涩、不孕等。这就是为什么说滋阴养颜对女性尤为重要。

养生保健会滋阴，让你一生都滋润

怎样才能有充足的阴液，不阴虚呢？

以职场的女性为例，不能太瘦，体重和身高不对等的人，首先会不健康，这是因为太瘦人就会气血亏，而气血和阴液就是相生的关系。我的意思不是让上面的这类女性赶紧换工作，无论什么样的工作都得有人干，但要讲方法，酒和辣对这样体质的人来说应该浅尝辄止。咖啡要少喝，咖啡易生热，热量高，像这种体力和脑力劳动都过重的人，适合喝足量的白开水来利尿排毒。每天要工作到晚上十一二点的这些人，吃饭更得讲究，蛋白质的吸收足不足是关键。晚上下班后的这顿饭，可以这样吃，不吃油炸食品，不要口味太重，可以吃一个鸡蛋，吃点核桃之类的干果，可吃点鱼肉，再加胡萝卜之类的蔬菜，吃到七成饱就可以。

如果出现了上面一系列不舒服的症状，也可以吃中成药调理，比如吃知柏地黄丸。知柏地黄丸里面含有养阴清热的黄檗、知母、牡丹皮等成分,可以吃一粒9克的大蜜丸,一天两次,如果平时就有胃灼热和反酸的症状,要在饭后吃。像上面那位45公斤的女性,吃9克的大蜜丸就有点量大,她可以先吃一半的量,以逐步加量的方法来起到治疗的目的。

除了上述改变生活习惯和中成药调理的方法,还有一些食疗方。现在很多人都说粥可以养颜,没错,其实粥更适合阴虚、阴液亏损的女性,你可以煮大米粥,里面加上适量的莲子肉、百合和藕,一起煮粥喝。如果是新鲜的百合要后放,放进去后,十几分钟就可以食用,最好是把粥当成主食,弃面食,多坚持一段时间,身体和容貌的改变会给你带来很大的惊喜。

另外还可以把下午茶或提神的咖啡改成用桑葚泡水喝,赶上夏季还可以每天吃点新鲜的桑葚。桑葚色黑入肾,滋阴生津,可以清虚火,养颜。有人说桑葚是女性的专用之品,其实就是因为它滋阴生津的功效太适合女性了。

无论你从事什么样的工作,都得调养有法,从改变习惯和体质入手,也可以结合一些中成药,远离阴虚,慢慢就能尽显女性的阴柔之美。

女人独有的健康轴
——肾对女性比男性更重要

肾－天癸－冲任－胞宫，轴心正，则身体不虚

《黄帝内经》中特别提到女性身体里的健康轴，90%的女性都不知道自己身体里这条"轴"的重要性。要知道，几乎所有的女性问题都与这条轴分不开。

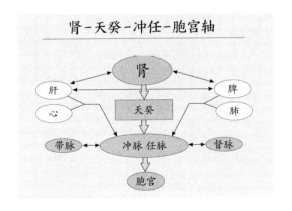

这个轴是由"肾－天癸－冲任－胞宫"四部分组成的生殖轴，这个轴一旦偏了或者不通了，女性衰老及健康的烦恼就会随之而来。你看那些皮肤饱满红润、精力充沛的女性，她身体里的这条轴一定是通畅、不偏不倚的。

肾位于腰部，肾主藏精，为一身精气所在。很多人不知道，肾对女性的影响要远远大于男性。肾属水，缺水会引起肾衰。从表相上来看，有的女性皮肤水润有光泽，有的女性皮肤干瘪缺水，怎么用补水的护肤品都无济于事，这些差别都出在肾上。而且肾藏精，有的女性眼睛又黑又亮，有的女性眼神涣散，无精打采，这也跟肾有关。所谓"人老珠黄"，说的就是肾虚的人。

我给大家讲个故事，之前有位 38 岁的女性来找我看病，她一进门还没有说话，我就问她："你是不是腰痛？"

她很诧异，反问我您怎么知道我腰痛？我说你一进门就是手扶着腰进来，另外你的眼睛里就写着腰痛。

这到底是为什么呢？其实不光是动作，我还从她的瞳孔里看出来她患有腰痛病，而且还是肾虚引起的腰痛病。我们都见过小孩子的眼睛，又黑又亮，其实这是肾精充足的表现，小孩子先天的肾气受之于父母，生长旺盛，没有经过后天的损耗，自然会很充足，瞳孔是肾精所聚集的地方，所以小孩子的眼睛一般又黑又亮。

我们所说的"老眼昏花"跟肾也有关系，是因为人老了，肾精亏损太严重，看东西很模糊，视物不清，这个时候你可以对照镜子，仔细看一下自己的瞳孔，不像孩子似的那样黑中透亮，而是黑中掺杂着黄褐色。

我们都知道肾虚会腰痛，因为肾正好在腰部脊柱的两侧，肾精不足，也可以说是肾阴虚严重的病人，会觉得腰部的脊柱两侧空痛，"空"就是虚的意思，"虚"就是肾精不足。肾主藏精，没有精可藏，肾就像是个仓库，而仓库里却没有余粮。

没有肾精这些后备物资的贮备，你白天上班工作，就不会有旺盛的气血支撑，工作就会感觉累；等晚上房事还会透支，也很可能会出现宫冷或早泄等症状。肾没有贮备，人就会衰老得很快，甚至30多岁便会人老珠黄。

因此，肾对女性的重要性远远大于男人。一旦女性健康轴出现偏移，出现肾虚，不论是肾阴虚，还是肾阳虚，给女性身体带来的伤害都是巨大的。

我们接下来再简单说一下天癸、冲任和胞宫这三个部位。

天癸主管月经，如果月经不是提前就是错后，不是量多就是量少，这都是天癸的盈和亏导致的月经不调症。

冲任二脉主管女性的气血、子宫和卵巢。冲为太冲脉，冲脉为"十二经脉之海"，掌管女子月经及孕育功能；任为任脉，任脉调理阴经气血，为"阴脉之海"，主胞胎、子宫和卵巢。

如果这两条脉失调，就可能引起内分泌失调、白带异常或者乳腺增生、皮肤病等。

胞宫就是子宫，与心、肝、脾三脏的关系密切。现在有很多女性患上了不孕症，就是胞宫出了问题。

健康轴的养护

怎么扶正这条轴呢？我们弄清楚了是什么原因导致它偏离的，就能扶正它。

让女性这条健康轴偏离紊乱的原因有四点：寒、热、湿以及情绪。

在寒冷的冬天，当你裹着羽绒服都冻得瑟瑟发抖的时候，有些女孩还穿着超短裙和丝袜，她们的确很漂亮，但也为这种美付出了代价，所以，当你看到她来月经痛得花容失色的时候，你就会觉得她不仅不漂亮，反而很可怜。再看看她的经血里暗紫色的血块，你会发现，寒给女性的身体带来的伤害可能是永久的。

关于热，说女性怕热，不如说她们爱热。现在很多女性有爱吃辣的习惯，甚至有的女性说吃辣可以美容，每餐每顿都要有辣，于是火锅店、川菜馆频繁光顾，等吃到月经量很多，颜色很淡，而且每次的行经都要十来天，甚至还非要吃宫血宁和云南白药胶囊才能止住时，问题也跟着来了。由于失血过多，气血严重亏损，她们的身体变得很虚，精神不振，少气懒言，动不动就觉得心慌气短，这都是因为辛辣导致的血热，气血妄行引起的月经不调，由于血热导致的皮肤长痘、粗糙都问题就更不用说了，出现这些表象的时候，其实你的身体早已失调。

再来说一说湿，女人易伤湿，是因为女性本来就属阴，不像男人本来属阳，即使有湿侵入身体，也易被化解。女性的湿，多来自肥甘厚味，懒或安逸，不运动。肉吃多了易生湿，很多胖的女性一般都体内湿气重，这也正是肥甘厚味的黏腻不易消化的特性。南方的女性，久居湿地，更易伤湿，不要等到身体胖了，舌苔厚重，吃饭一点胃口也没有的时候才意识到危害，要知道，湿都是先伤脾胃影响胃口，时间长了，积湿就会伤身体。

以上所说的寒、热、湿都会直接或间接地引起女性的脏腑功能失调，气血失调，影响到"肾－天癸－冲任－胞宫"这个轴，而产生一系列女性早衰和健康问题。

除了以上三点，情绪也是一个很关键的因素，家庭不和、脾气暴躁、生闷气、心情不好的时候，月经也会不正常，还会两肋胀痛。

所以女性要注意调节自己的情绪，比如化妆的时候，伸出舌头看看，是不是发青，舌体下面的"青筋"是不是比平时青紫，而且多了很多，是不是总感觉到嘴里苦。而这些都是在告诉你身体不通了，堵住了。

这时候一定要学会自我调节，下了班，利用多余的时间去打打球、健健身、出出汗，把情绪宣泄出去的同时，也把体内的毒带了出去。

现在社会赋予了女性太多角色，生活失度，下了班要做家务，还要照看小孩子，有上学的孩子还要辅导功课，一家老小都睡了，自己还要秉烛夜战，完成上司交给的工作，于是睡不够，吃不好，不能保证充足的睡眠和营养。生活失节、无度，内分泌开始失调，还出现一系列的早衰现象及其他妇科疾病。而这个时候如果还不学会自己调养，后面修补起来可能要花的精力和金钱更多，真是得不偿失。

以上有些问题看似严重，但是只要自己学会调理，还是可以让身体恢复到最佳状态的。

像开头我提到的那位肾虚的女性，我给她开石斛夜光丸，吃了两盒之后，腰疼的毛病缓解了很多，感觉眼睛没那么容易疲劳了。其实不光是有这个作用，这个药对那些未老先花眼的女性效果也非常好，背后的医理也很简单。

肾虚的病人，眼睛本来就很容易出问题，这是因为肾属水，心属火，水火本来就应该互济，如果肾虚，肾精亏损，水火就不会互济，这时候心火过盛，上行于头面部，就会眼睛发炎甚至眼花。而石斛夜光丸里就含有补肾养阴、清肝明目的成分。

有很多女性说，别的医生也给她诊断过是肾虚，曾让她吃六味地黄丸。六味地黄丸补肾效果还可以，但是很容易上火，她吃了一段时间后舌尖像草莓似的通红，而且眼睛问题越来越严重，有一次开车时间稍微长了一些，就开始头昏眼花，特别危险。

我让她改吃杞菊地黄丸，是因为里面多了一味清头面风热的菊花，在补肾的同时可以不上火。如果有人补肾吃六味地黄丸，一吃就上火，不妨试试杞菊地黄丸。

人老珠黄以及那些眼睛未老先花的男女性朋友，可服石斛夜光丸调治。

寒、湿、热、情绪、生活的失度以及体质的因素，都会使女性的健康轴偏离方向，所以一定要注意调整，这样才能气血充盈，神清气爽。

妈妈肾气足，宝宝更聪明

肾精——生命的根本

我行医这些年，时不时会听到类似这样的传言：某某地方有个老中医，看病特别牛，专治不孕不育症，每天就看两个小时的病，挂号的人都排到了半年以后，而且想要男孩和女孩都可以，只要吃他两服药，你就能如愿以偿。

我认为这种传言多是噱头，但中医调理身体，强肾中精气，治疗不孕，这的确没问题，至于生男生女则是在夸大其词，断不可相信。

我们门诊原来有一个中医老太太，擅长治女性不孕症，很多病人都是她调治好的。生完孩子，人家为了感谢她，专门送来喜糖，因为这个我们经常吃喜糖。老太太的办公室也挂满了锦旗，写着"送子观音"什么的，很多。

中医调理身体，没有什么特效方，也没有哪一个方子适合所有人的体质，随便吃一个都能怀孕，那是基本不可能的。

我也经常看老人家的方子，其实万变不离其宗，用药用方只要对症，对体质，因症施治，都能事半功倍。

中医讲肾生精，精就是精子的精，但中医的精不能只理解字面意思。中医讲精生气血，说到这儿，我们就不要再深挖了，中医的理论越挖越深，讲得越多，越难消化吸收，现在我们就专门讲肾，讲肾是怎么生精、怎么生气血、怎么孕育安胎的。

我们都知道肾在腰部脊柱的两侧，如果肾虚一定先是感觉这个部位不舒服。先会感觉腰酸，甚至还有空痛的感觉，同时两条腿沉、乏力，人家别人上一天班，到下午下班了还能利用业余的时间去打会儿羽毛球，可肾虚的人呢，只要到了下午，两条腿就跟灌了铅似的，抬不动，还困，老想睡觉，一点也提不起精神，更别说去打球了。

有人说我这是不是腰肌劳损或者是椎间盘突出了？肾虚和腰肌劳损、椎间盘突出有时候很难区分，这里我教你一个辨别的方法。

腰肌劳损引起的腰痛，早上起床的时候会明显减轻，这是因为经过一晚上的休息，腰部肌肉得到了缓解和放松，症状就会明显减轻；而如果是肾虚引起的腰痛，第二天早上起床的时候会更难受，甚至是起床困难，有时候还得需要别人拉起来，按揉一下，活动活动才能减轻，这和腰肌劳损引起的腰痛是个非常明显的区别。

如果你怀疑自己的腰痛是因为椎间盘突出导致的，可以先自己诊断一下，一般椎间盘突出的年轻人跟负重有关系，比如搬东西，用力不当，都可能会导致椎间盘突出；老年人因为椎间盘退化严重，弹性和抗负荷能力减退，非常容易椎间盘突出，我见过有老人咳嗽或者是在家拖地都会引起椎间盘突出的。

椎间盘突出是由于压迫神经的缘故，一般会引起一侧下肢发麻或疼痛，这种痛会沿臀部向下蔓延至小腿处，如果具备这些症状，一定要去拍个腰椎的 X 光片或 CT，要诊断清楚病情的轻重，轻者找正规的中医按摩复位就可以，重者一定要听医生的诊治，不要轻信那些什么偏方，更不要找那些不正规的保健按摩机构，到时候不但按不好，还有可能会按坏。

这里多说几句，有椎间盘突出的人，要多压压腿，压腿可以缓解神经压迫。可以在家里装个单杠，没事的时候多把把单杠，对椎间盘突出也有很好的缓解作用。

补肾类中成药的选取

如果确定不是椎间盘突出，但依旧有肾虚的症状，就可以确信自己是肾虚，你可以吃补肾的中成药进行改善。但补肾的中成药有十几种，到底应该吃哪一种呢？

比如说六味地黄丸、五子衍宗丸、金匮肾气丸、锁阳固精丸、杞菊地黄丸、左归丸、右归丸、知柏地黄丸、强腰健肾丸等，还有很多，我就不一一列举了。这里面的药有补肾阴的，有补肾阳的，还有的在补的同时兼有清热效果，还有偏重于强肾精壮阳的药。下面我就跟大家逐一说明一下，你可以根据自己的症状，选择用哪种药。

如果女性出现性冷淡、手脚冰凉、阴道内干涩，可以吃补肾阳的药，比如金匮肾气丸、右归丸。

如果晚上睡觉出虚汗，出现盗汗阴虚，还有手脚心发热出汗的症状，可以吃左归丸、六味地黄丸或知柏地黄丸。

如果女性激素水平低、月经量少，或男子的精子成活率低、阳痿、早泄或精子不液化等，可以吃五子衍宗丸、强腰健肾丸或锁阳固精丸。

有些病人可能很不理解，说这上面都是治阳痿、早泄的药，是不是专门给男性吃的，女的就不能吃？其实不是，男性的阳痿、早泄和女性的性冷淡、不孕不育、激素水平低，道理是一样的，都是肾阳虚、肾精亏损导致的，只要对症就可以用药。

需要注意的是，这些补肾阴、肾阳、肾精的药，里面有处方药，也有非处方药，这里我就不再一一给大家讲。大家在用处方药的时候，一定要看清楚里面的说明和禁忌，补阳药多数都是温性或辛味，能生热生火，所以在吃药的时候，如果出现牙龈肿痛和烦躁上火的症状，可以减半量服，如果减半量还觉得上火，可以吃三分之一的量。肾虚不是一天得来的，补也非一朝就能补得上去的，欲速则不达。

我多次强调要运动，运动比吃药好，针对自己的身体状况，每天坚持适度运动，首先能增进食欲，这是在强脾健胃，强脾健胃可消化五谷，就能从脾胃的后天获得充足的气血，只有这样，男人的肾阳才能充足，女性的胞宫才能孕育出健康的宝宝。

门冬益寿膏：
滋阴养血气色好

我曾问过很多女性一个问题：怎样才能延缓衰老，更长寿？

我收到过很多答案，比如现在进口的、国产的、绿色无公害的保健品多如牛毛，有不少女性选择吃保健品延缓衰老；也有一些女性选择去美容院，去做卵巢和皮肤的保养，不惜花大价钱留住年轻的岁月；如今养生书、养生课众多，也有很多女性今天学个撞墙法，明天又觉得腹式呼吸也不错，结果是学学这个，练练那个，到最后也不知道自己到底适合哪一种方法。可以说，是个人都想延缓衰老，想长寿，活得有质量，却始终找不到方向，很迷茫，甚至有些不知所措。

我跟很多女性患者聊过这个话题，各个年龄段的都有，也希望从她们那里获得一个有效的实用方后，以自己为媒介，去口口相传，让更多的女性受用。几年下来，结果并不是我所预想的，反过来倒有很多女性患者向我寻求延缓衰老的秘方。她们向我寻求，我只能求助于中医，求助于中医的古籍和文献，将经验实证于临床，才终不负女性所托。

我国金元时期，在唐代医术发展的基础上，出现了四大医家，分别是刘完素的寒凉派、张从正的攻下派、李东垣的补土派、朱丹溪的养阴派，治病各有所长，都有医书传世。这四大医家，有主张补中益气，有主张滋阴益肾，遵循四大医家治病养生的特点，在调治女性病方面我主张养阴，也就是说只要女性阴足了，身体自然就能健康长寿。

从阴阳的角度来说，女性属阴，阴足则体健，足也就是气足血不亏的意思。那怎么才能做到阴足不亏呢？解决这个问题很简单，吃门冬益寿膏，就能让你气血不亏，就能延缓衰老，并且长寿。生命延长了，才有心情做更多的事情。

这个门冬益寿膏我们可以自己做。说起制药膏，有人一听就觉得是不是太复杂，其实很简单，下面我会教给你详细的方法。

自制的药品还有很多好处，原材料的成色好坏可以自己掌握，不用担心里面会有防腐剂或色素之类对身体有害的成分；还可以想吃就做，做一次能吃一个多月，每天早晚从冰箱的冷藏室里拿出来服一勺；你自己也可以当个中药调剂师调理自己的身体，还可以在朋友和家人面前，充当专业的养生大师。

怎么做呢？方法很简单。到药房里买250克的门冬，也就是半斤的量，门冬也就是我们常说的麦冬，长长的，肉肉的，像麦粒的形状，但是要比麦粒大得多。把买来的门冬放在阳台上晒两天，然后去超市或菜市场买250克的黑芝麻，也是半斤的量，回到家里用小火将黑芝麻炒熟，切记，是炒熟而不是炒煳，炒熟后同样也要晒两天。两天后把门冬和黑芝麻混在一起，加工成细粉，要多过几次筛，这样才足够细，吃起来口感才会更好。最后加入 500 克白蜂蜜，放在瓷器内上锅蒸半个小时，待出锅冷却后，将手洗净，便可随意用手搓成想要的丸状。当然，如果不愿意亲自动手做丸，也可以直接用干净的勺挖取食用，每次也就是核桃样大小，这正好是普通蜜制丸剂八九克的量，是平时服用的常用量，一天两次，早饭和晚饭后各吃一次即可。

门冬是补阴的药，药性偏凉，正好适合现代人的体质。现在的人吃煎、炒、烹、炸的东西过多，而且多肉食。从养生的角度来说，人不能经常吃肉食。我们常说民以食为天，古时候的食大多是素食，老子讲到养生的食疗法时说，人偶尔吃一两次肉食，可以用肉的温补之性来化解体内的寒凉，所以老子活了 100 多岁。

而现在我们的做法与古代的养生观正好背道而驰，我们是天天有肉，甚至是顿顿有肉，体内哪里还有那么多的寒凉。所以说麦冬养阴和偏凉的药性正好抵消现代人以肉为食的热性。而且门冬不是像金银花、连翘之类的清热药，门冬和它们清热灭火的功效是不一样的，用个比喻来说，门冬清热恰似小雨甘霖，热清津自生。

有很多女性服了门冬益寿膏以后问我，是不是这个药有通便的效果。的确，门冬和黑芝麻都有通便润肠的效果，只有大便通调，人的新陈代谢才能正常运转，才不会因便秘导致体内的毒素、热能淤积，内分泌才能正常。

我们说肾虚得快，人就会提前变老，过早出现一副老态，而黑芝麻益肾精，可以专门起到补肾的作用。

当然，欲速则不达，门冬益寿膏不是像吃感冒药治发烧那样，吃下去药发点汗，症状马上就会减轻。有很多女性是急性子，吃了几天觉得没有明显改善，就放弃了，丢在一边不再服用。也有很多女性是因为忙，想起来吃一口，忙起来忘记也就算了，做一个月的药，三个月还没有吃完，结果放坏了也只能扔掉。以上这些做法，都是没有什么效果的。

我想纠正大家的一种观念，古代中医所说的服食方，也就是说可以像食物一样每天服用，只有每天坚持服用才能真正起到保健的目的，你服用一年或几载之后，才能真正体会到门冬益寿膏的不同之处。

可能会有人说工作太忙了，没时间做。你也可以用门冬泡水喝。到药房买 20 克门冬，每次泡三五粒就可以，还可以多次冲泡，可以喝上一天。虽然药味很浓，要知道门冬养阴止渴，跟单纯的饮水止渴不是一个疗效。秋季干咳的人特别多，还有皮肤干燥起皮，头上长头皮屑，这都是由于津液亏损导致的。人年龄一大就会阴亏，所以皮肤才会发皱、干瘪。常喝门冬茶，可以起到养阴补阴的作用，对老年人的肺阴虚咳嗽和肝肾阴虚引起的腰酸腿沉，都有很好的缓解作用。

门冬含有丰富的氨基酸、维生素 A 和铜、铁、锌、钾等多种矿物质，能降血糖，还能提高身体免疫力，对干咳、老年性虚咳引起的气喘，以及肾阴亏损引起的内分泌失调和糖尿病，都有一定的效果。

干燥的门冬很硬，很难泡出药效，所以一定要用开水浸泡，或者先在开水里煮 5 分钟，待门冬胀开后再泡，效果会更好。

桂枝首乌茶，
让手脚冰凉的女性暖起来

手脚冰凉，多为体内虚寒

我认为手脚冰凉也应该像其他的妇科病一样，列为一种病，而不只是一种症状。因为这些年在临床上因手脚冰凉来看病的女性太多了，这好像成了女性的专病。

看这种病的大都是女性，我粗略地计算了一下，每年来看手脚冰凉的患者甚至可以达到全部妇科疾病患者的20%。来就诊的很多人去看过西医，经西医诊断是神经末梢的血循环不好，如果冰凉还伴有手脚麻木的女性，则定性为末梢神经炎。西医的治疗方案就是吃维生素B_1、维生素B_{12}等这些营养神经的药，慢慢地调，耐心地治。大夫也说了，这不会像吃退烧药似的，给药就会见效，要有耐心。

很多女性就这样耐着性子，由一个月吃到三个月，最后大多因为效果不明显而停药，转而求助中医。

曾有一位30多岁的女性患者，就是在经过三个多月的这种治疗后仍不见效才找到我这里。她属于晚婚一族，从13岁月经初次来潮，就开始手脚冰凉，冬天手里经常拿个热煲，下班回家后，睡前第一件事就是用热水泡脚，她还会在里面加入一些红花、当归之类的活血药，可谓用尽了办法，但始终未能医好自己的手脚冰凉病。

前段时间她看网上的帖子说这种体质不利于生育，虽然是晚婚，但她也很想做妈妈，享受天伦之乐，所以这次决定找中医好好地调一下。本来怕喝中药的她，来之前做好了充分的心理准备，哪怕是喝上几个月的苦汤药，只要能治好自己的病，那也值了。

我看了看她的舌头，苔很少，上面"汪汪"冒着一层水汽，就像刚从水里面捞出来一样。正常人的舌体，如果不是刚喝过水，是不会有这么重的水汽的，只有体内虚寒的人才会出现这样的情况。

虚寒是中医里的术语，虽然大家常听到这两个字，但医理你可能不明白。其实很简单，有个成语叫釜底抽薪，这个成语我们都明白什么意思，就是把柴火从锅底抽掉。虚寒比釜底抽薪还要严重，虚寒症对我们的身体而言是"釜底无薪"，"无薪"就是没有"底火"。人的身体没有"底火"，手脚怎么可能不发凉呢？

那么这底火是哪里来的？是肾，手脚冰凉确切地说是肾精亏、肾阳虚引起的虚寒症。为什么看舌苔就知道是虚寒，这是因为肾阳虚不能治水，导致水汽上浮于舌苔。除此之外，我问她是不是感觉腰特别冷而且酸，一问果不其然。

补肾强精，不再冻手冻脚

知道病在肾，那就要强肾精补肾阳，这是治手足凉病的根。一般人会想，那就给肾"加薪"，一个劲地吃壮阳药，可劲儿补吧！

大错特错！千万不能这样猛补一通，否则会因为补得太过引起口舌生疮，甚至生胃火引起牙痛，生肺热引起扁桃体发炎，所以"加薪"也要循序渐进，这个循序渐进的过程也就是添加肾精的过程。

添加肾精，何首乌是上上之选，不用吃十几味中药，只一味这对症的药就能直入肾经。做法很简单，把何首乌打成粉，每天餐后一个小时，早晚冲服5克。为了增强疗效，可以用桂枝泡的茶水冲服，有病人觉得口感不太好，可以在里面加入蜂蜜或红糖。

何首乌可以填精补髓，它不像人参、阿胶之类的补益之品那样，容易上火，何首乌怎么吃也不会上火。刚开始吃的时候，有人说大便变成了黑色，是不是对身体有害？不要害怕，那只是何首乌代谢后的产物，这也间接证实了黑可以入肾强精的医理。

为什么要用桂枝呢？桂枝本来是一味解表药，更准确地说是一味引经药、通络药，可以引药入经。我年轻时在医院里跟一些资深的中医老师学习时，他们的很多方子里都会用到桂枝。桂枝通经脉，可以到达四肢的末端，也难怪在用何首乌的同时，再加上可温经通阳的桂枝，手脚会暖和得那么快。

冬天的时候，手脚冰凉的这类女性也可以经常煲桂枝何首乌排骨汤喝，做法也很简单，用5克何首乌、2克桂枝，另外还可以加上点补气血的黄芪、当归，各5克，将这些药材用过滤袋包起来，放在锅里和排骨一起炖煮一个小时，然后吃肉喝汤。

最近有报道说，喝何首乌会使转氨酶升高，有肝中毒的症状。其实中药也是药，也一样要通过肝肾代谢，无论什么药都不能长时间当饭吃，因为长时间吃一定会增加药物对身体的毒性，所以不论任何药，如没有在医生的指导下切不可乱服、长服。

另外，在用中药治疗手脚冰凉症的时候，还可以加服维生素 B_1 和维生素 B_{12}，效果也不错。不管是末梢神经炎还是虚寒症，只要能达到好的治疗效果，不论是西医还是中医，就是好方良药。也希望每一位手脚冰凉的女性能快速祛虚寒，强肾精，温煦四肢，在冬季找回温暖。

"冰美人"是不幸福的：寒性体质的调理

寒：女性阳气的克星

为什么女性最容易四肢冰凉？

为什么女性最容易患带下病？来月经的时候最易发热、疼痛，月经不是提前就是错后，还会提前闭经？

为什么女性最容易腰膝酸软冷痛？

为什么女性坐月子时，在哺乳期那么怕寒？

为什么女性容易性冷淡？

为什么患不孕症的一方大多是女性？

以上这些问题大都和一个字——"寒"有关。寒对女性的影响非常大。

想到寒，我们首先会想到的一个概念，就是"着凉"，而中医所说的寒不只是着凉这么简单。

中医认为寒为阴邪，易伤身体内的阳气。寒性收引，主凝滞，这句话可能让不太懂中医的你丈二和尚摸不到头脑。别着急，我举几个症状：

我们见过手脚抽搐、腿抽筋或四肢蜷缩收到一起，这就是寒在作怪。当我们手脚发凉，脸色发青，这个青，就是寒凝滞的特性，寒把气血阻滞在一处，使经络和气血的运行阻塞，进而引发一系列妇科病。

女性在坐月子和哺乳期的时候，因为胎产已经耗伤了身体内的大量阳气，所以此时是阳气最虚的时候，这就给了寒可乘之机，也就会出现这种情况：坐月子的妇女，只是因开窗着一点凉而发烧感冒；只是用凉水洗了洗尿布而手指关节痛，还以为是患了风湿病。

而寒还会导致性冷淡和不孕，因为自己性冷淡不能满足另一半而导致情感出问题，到了生子的年龄因为怀不上而四处求子。

以上种种都显示寒是女性阳气的克星，寒气对女性来说不亚于瘟疫，稍不注意就会给寒气可乘之机，人也变成了病秧子。

找出寒邪入侵的"马脚"

在了解了寒气的危害性的同时，我们还要学会诊断，因为寒偷偷地溜进来的时候，它是不会向你打招呼的。但即便行踪再诡秘，它也难免会露出马脚。

而让它露出马脚的地方，一般是这几个地方：舌苔，手脚冰凉，带下和月经的颜色，性功能低下，小腹冷、凉、痛。

看舌苔到底是看什么呢？看水汽，看舌苔上的水汽。有人说我怎么看也看不出来自己的舌苔上有水气。我教你一个办法，先看一眼舌头，然后喝一口水，咽下去后再看看舌苔。通过对比你会发现，喝过水后整个舌苔和舌体上都是湿漉漉的，这就是中医常说的寒引起的水滑苔。而如果是在没有喝水的情况下看到这种舌苔，那就说明寒气入里，是水气上泛至舌的外在表现症状。

为什么女性患者要强调看水滑苔？因为只有这样才能辨别女性是不是真正的受了寒。我们举个例子，痛经是寒的一个表现，如果一个女孩子痛经，通常我们会认为是寒在作怪，一般会给她喝点姜糖水。但如果喝完姜糖水后疼痛不但没有减轻反而加剧了，那就是在诊断之前忽略了一个重要的环节，没有看她的舌苔。如果她的舌苔和舌体是干燥的，舌尖通红，这分明是热在作怪，详细一问才知道，来月经前她刚痛快地吃了一顿重庆火锅，这时你再喝点姜糖水，那跟火上浇油有什么区别？

看带下和月经的颜色也能辨别寒气。如果带下的量多，像豆腐渣一样，没有明显异味，就说明体内有寒气；痛经的时候，经血不是鲜红色，而是暗紫色，还有血块，这种情况也是寒性凝滞不通，使经血瘀堵，寒气下行，凝滞冲任二脉而引起的带下异常。

如果你的另一半埋怨你性冷淡的时候，你摸摸自己的小腹和腰是不是一直都很凉，为什么凉？那是因为没有火，寒伤了你体内的阳气，使命门的"小火炉"奄奄一息，而这火也正是孕育生命和夫妻和谐的生命之火。

中医讲究的是四诊合参，即望、闻、问、切，如果你把辨别寒气这一段用心地细读一遍，把看月经颜色、白带、舌苔和摸体温结合起来，

就相当于四诊合参，你会把体内的寒气解剖得一清二楚，认准了病因，
何愁没有良方？

几种常见的驱寒良方

生活中有很多驱寒的食品和药品，例如常用的生姜，药房里的干
姜，水果摊上的桂圆，以及干鲜调料里的肉桂和花椒等，都是性温、辛
散，是很好的驱寒药食，我们或做粥，或炒菜，或煎汤，或冲散剂口
服，都能起到很好的驱寒作用。

比如生姜水可以治痛经，干姜可以治腹痛，花椒可以外敷治宫冷，
肉桂可以温脏腑等，它们的功效我就不一一详谈。在诊清寒伤体的同
时，用这些药都可以不用求医，自己就能轻松地把寒邪解决掉。学会
运用这些食材，你就会感觉到寒邪不是瘟疫，只不过是一个"小毛贼"
罢了。

林黛玉似的"冰美人"在现实生活中是不幸福的，手脚冰凉是肾阳
虚，这样的女性性激素水平不正常，很少有生理需求，没有和谐的性
生活，当然也不会有幸福的家庭。

改善这种体质，不用煲汤煎药，艾附暖宫丸便可以解决。

因为艾附暖宫丸药性属热，偏温补，手脚冰凉的女性如果没有习
惯性便秘，没有口舌生疮，就可以吃。每次吃一袋，一天吃两次，饭后
一小时服用，连服半个月为一个治疗周期，要在月经周期的每月下旬
吃，连服两个治疗周期，生活的激情就会被幸福地点燃。

艾附暖宫丸中的"附"字不是附子，是香附。香附是理气药，无毒。

艾附暖宫丸可以在暖宫治痛经的同时治疗女性性冷淡，可以调节体内性激素的水平，甚至可以治疗不孕症。但因为其中有肉桂之类偏热的药物，因此服药期间不要吃羊肉，还要忌辣、酒和火锅之类的食物。

需要注意的是，患有子宫肌瘤的女性不宜吃此药，这样会"助纣为虐"。但如果是已经做完了子宫肌瘤手术，则可以用此药调治。

体虚、宫寒与备孕

有患者说我最近在备孕，想吃点调经促孕丸调理一下，这样是不是就容易受孕？

也有患者说，我总觉得自己宫寒，没有性要求，性冷淡，是不是应该吃点艾附暖宫丸之类的药调理一下？

我先给大家讲讲怎么用以上这两种药。

调经促孕丸没有 OTC 的标志，是处方药，因为是处方药，所以不能乱吃。这个药里含有淫羊藿、仙茅、鹿茸，这些都是可以壮阳的药，味微微有点辣，最擅长温补；除此之外，还含有黄芪、莲子、菟丝子、桑寄生、枸杞子等补气、补肾、强精的成分。吃补药就需要对症虚的体质，所以说能不能吃这种药先看看自己是不是虚。

什么叫虚？气血亏叫体虚。气血是身体的根本，没有充足的气血，就没有精力旺盛的你。晚上不自觉地出汗，就是我们通常所说的盗汗，手足心热，心烦失眠，口感觉到渴但不想喝水，这叫阴虚。

一年四季手脚冰凉，不管是冬天还是夏天，晚上睡觉至少要暖半个小时，腰酸，腿沉，没有性欲，不便秘，甚至大便还偏稀，抽血检查激素水平比平时要低，这些症状是阳虚，像这种阳虚体质的人最适合吃调经促孕丸。

不同的体质不能乱补，比如说血压高，如果本身就患有高血压，就一定要慎重吃这种温补的药，即便是吃，也一定要每天测量血压，保持高压不超过 130 毫米汞柱，低压不低于 90 毫米汞柱。在高血压的情况下吃这种药，开始时需要先把剂量减半，如果出现头晕、烦躁、口干、口渴的症状，就要考虑停药，或者再把剂量减到三分之一，看看还有没有这些症状，如果还是有，就需要停药。

用药也要看体重。如果你 165 厘米的身高，体重还不到 50 公斤，那吃常规的量就有点大，也需要减半。如果你的体重超过了 70 公斤甚至还要重，可以适当加三分之一的药量。

以上我讲的是调经促孕丸的用法，它适合阳虚体质的人吃。对这类体质的人，能起到助孕的效果。

艾附暖宫丸这个药在药盒的右上方有 OTC 标志，是非处方药。即便是非处方药，吃的时候也要对症用，这种药里面虽没有温补的鹿茸、淫羊藿之类的成分，但有肉桂、艾叶、香附、吴茱萸这些性温的药。在理气止痛的同时，这个药更偏重丁散寒，而且是散宫寒。除此之外，这种药里还有补血化瘀的当归和川芎，所以说艾附暖宫丸对寒气重引起的痛经效果非常好，如果月经来之前小腹冷痛，有一种被拉扯似的抽痛，就适合用这个药。

宫寒在引起下腹坠胀的同时，还可以引起白带多、月经失调，甚至行经期有大量的瘀血块等，这些都可以用艾附暖宫丸来调理。

中医讲症状，西医讲病名。有很多病人这样问我：白带多是阴道炎吗？痛经是妇科炎症引起的吗？痛经跟附件炎、宫颈炎、子宫内膜炎这些有关系吗？

确切地说，的确有关系，但我们不能把中医理论下的症状非得套上西医具体的病名，像用艾附暖宫丸治疗痛经就是用宫寒来辨证论治，就能治好因寒引起的痛经，把病治好了，至于是哪些具体病名，就不那么重要了。

说到这里，其实宫寒和肾阳虚都是引起不孕的很重要的因素。遇寒则暖，遇虚则补，这是治病的法则，万变不离其宗。药调只是一个方面，自己弄清楚了病情，再搭配彻底改变生活和饮食习惯才能最终治愈，明明知道宫寒就不要再雪上加霜，就不要再贪恋那些冷饮，在行经前后就不要再去游泳。

那么遇虚怎样去补呢？虚就是少，少睡眠就会耗气伤血，同样也会耗伤阳气。充足的休息当然是补的第一要素。我们天天讲养精蓄锐，其实就是养气血，蓄肾中精气。我们讲药补让你强，其实休息强精才真正让你足。

有夫妻患者问我，到底怎么做才是备孕的最佳调理方法？

其实，不喝酒，不抽烟，改掉这些杀精的坏习惯就是最好的方法。不论男女，备孕期最好戒烟，吸烟对精子、卵子以及胎儿的危害非常大。

有时朋友聚会，经常会有某位男士说："近期准备要娃，不能喝酒，一直到怀孕才算完成任务。"有些人的确能做到，但真正能做到的没有几个。对酒我主张少饮，比如一次不超过二两，一周不超过两次，这个量一般都无大碍。

但无论是抽烟还是喝酒，对备孕的影响都是非常大的，在备孕期间，夫妻双方都戒掉是最好的。

除此之外，女性一定要多运动，最好是早上运动，只有早上运动才会让白天精力充沛，晚上肾精充足。女性一定要多跳绳，跳绳可以促进卵泡发育，可以调节激素水平。

计划备孕的女性要多做有氧运动，每周坚持四五次，运动可以迅速让你的激素水平调至正常，在备孕的同时还会让你变得更有魅力。

运动后吃得要清淡，大量喝白开水。这里我要强调一下，男女朋友在备孕期间一定要戒掉可乐、雪碧之类的碳酸饮料。

红糖姜枝水：治愈宫寒痛经，温暖女人一生

寒气入身，看这三个征兆

寒对女性来说是一大害。按阴阳来说，女性属阴，男性属阳，阴性的体质本身就寒，阳性的体质本身就热。《黄帝内经》中有一句话："阴平阳秘，精神乃至。"也就是说，只有阴阳平衡的时候，人才能无病有精神。所以说，女性就应该常用温和热去中和自己阴性体质的寒气，才能不生病或少生病，而寒凉对女性来说，不是雪中送炭，而是雪上加霜。

人伤寒气有三步，第一步就是流鼻涕。我们都知道，孩子受寒着凉了会流清鼻涕，大人也是一样。着凉了流清鼻涕，说明病犯肺卫。肺主卫气，卫气是人身体内的第一道屏障，是抵御外邪的第一道防线，等你开始流鼻涕的时候，这说明肺所主的卫气正在与侵犯身体的敌人打

仗，用流清鼻涕来通知你。

有人说，初起的感冒没事，扛一扛就好了，结果因为自己身体虚没有扛住，寒就会透过肌肤入肠胃。怎么知道寒入肠胃了呢？

看舌苔，辨别寒气是否入体，先看舌苔。不是看舌苔的薄厚，而是看舌苔上有没有水气，如果舌苔上面"汪汪"冒着一层湿湿的水气，和平时的舌苔完全不一样，这就是中医所说的水滑苔，是寒入胃肠的缘故。上面我们提到，流清鼻涕是寒入身体的第一步，寒入肠胃是侵犯身体的第二步，如果你还是不太会看水滑苔，可以结合以下症状：肚子痛或大便稀。肚子疼或大便稀都说明寒已经攻克了你的胃肠关隘，在继续向纵深发展。

寒最后会进入脏腑，损筋骨，伤经脉，像那些寒入心经引起的心悸，以及寒入经络引起的痹症，例如骨关节病，这里我们不多说，只说一下寒对女性身体易造成的损害。

寒对女性来说是雪上加霜。寒更容易让女性痛，这也是寒的特长，寒胜则痛。人在打架的时候都会专捡软的地方捏，寒也不例外，也会专攻女性最薄弱的环节，也就是阴气最重的地方——冲任二脉和胞宫。寒会让胞宫的子宫壁引起痉挛，进而诱发疼痛，这也就是我们常说的痛经。

寒会让胞宫里面的血液变成血块或呈现暗紫色，引起行经时候的疼痛加剧，月经不调。所以说，辨别寒入脏腑不难，就是看经血颜色，以及是否腹痛。还有的是在疼痛的同时，会感觉到小肚子发凉，拿个暖水袋暖一暖，疼痛就会得到明显缓解，这也正是寒症用温热解的缘故。

姜糖水里加桂枝，温经驱寒生奇效

外用热水袋敷等单纯的物理疗法会显得有些不济，有很多女性会选择喝姜糖水。一般的做法是，把生姜切成非常细的细末，放在火上煮开后再煮三分钟，加入红糖喝下。姜糖水对着凉引起的痛经以及腹泻很有效果，可以驱除体内的寒气。红糖性温，生姜可以温中散寒，在驱赶寒气的同时还有止痛的作用。这才是雪中送炭。

不过，我们应该在送炭的时候再加把火，就是加点桂枝，前面我讲过桂枝首乌茶可以治疗手脚冰凉，那么在治疗由于寒引起的痛经时，我们可以喝桂枝姜糖水。可以把桂枝打成细粉，在喝姜糖水的时候加入2 克就可以，不用多，每天只加入两次桂枝粉。

我们讲过，桂枝的特长是温经通阳，它有入经络、通阳气的作用，在中和女性体内寒气的同时，还可以给生姜带路，让生姜辛散风寒的药性无孔不入，不但可以治痛经，还可以治疗因寒引起的所有痹症疼痛。

《孙子兵法》说："知己知彼，方可百战不殆。"我们既了解了寒气的来处，又了解了寒伤身体的途径，自然就知道怎么消灭它了。

益母草服用有宜忌

成年女性几乎都吃过益母草颗粒，痛经的时候吃，月经量少了吃，月经不调的时候也吃，"益母"总是没有坏处，但这样吃真的对吗？

往深了说，益母草有兴奋子宫的作用。子宫收缩的频率增加，子宫内的经血排出自然也就会痛快，经血不畅的时候可以吃。月经期吵架生气，心情不愉快，原本量很多的月经突然就变少了，这种情况吃益母草颗粒调理也是这个道理。来月经前游泳、涉冷水、洗冷水澡、过量喝冷饮而导致痛经，月经有血块、量少，也可以吃。

服用益母草颗粒时，一般每次喝一袋（5 克），一天喝两次，要连续喝七天。很多病人问，为什么要喝七天？七天的时候，月经都没有了，还有必要吃吗？有必要。因为益母草在排净宫内经血的同时，它收缩子宫的功效也有利于子宫宫体的恢复。

也有些女性服用益母草颗粒后出血量增多，一般情况下多是正常的，但过多或月经期超过十天就需要马上停药，及时去医院就诊。

不同年龄治便秘，滋阴润燥又瘦身

管住嘴，儿童便秘不用愁

我们先来讲一下孩子和老人便秘的问题，然后再针对成年人，特别是女性，给出解决方案。

先来说孩子便秘的问题。临床多年，我遇到的小儿患者中十个孩子有四五个患便秘，比例能达到40%～50%。

事实上，孩子便秘是病出有因的。你有没有注意过孩子的小便也黄，舌尖通红，舌苔黄厚？这些都是胃肠积热的征兆，如果孩子的舌苔中间发黑，更是胃肠热极炽盛的表现。

家长遇到这种情况，先不要急着给孩子吃药，因为大多数胃肠积热的孩子都有偏食的习惯，肉类食物可以让孩子胃肠积热，很简单，肉好吃，比青菜香，孩子就贪食。所以说，孩子的胃肠积热也是家长一手造成的，为什么这么说呢？孩子爱吃肉，不吃青菜，爸爸妈妈、爷爷奶奶们就专给孩子做荤菜，生怕孩子有一顿吃得少饿瘦了。但结果如何呢？显而易见，最后受罪的是孩子。

我教大家一个祛除孩子胃肠积热的办法：先纠正偏食，孩子不是不爱吃青菜吗？那你就专门做顿没有肉的菜，孩子肯定不吃，不吃就不吃，没有别的选择，饿极了他自然会吃。

我给所有的孩子看病，依现在的生活条件，没有饿到的，只有吃伤的，要知道以前的小儿疳积，就是营养不良症，现在几乎已经绝迹。

当孩子饿到一定程度饥不择食的时候，会吃什么都香。孩子这时候也发现，原来不爱吃的青菜，味道也很好。

另外需要家长注意的是，要戒掉孩子的零食，让孩子吃正餐，不要让孩子喝饮料，最适合孩子的饮品就是白开水。也有很多家长说孩子的脾胃弱，不能吃水果，因为水果是凉性的，会伤到孩子的脾胃。大错特错，就因为你这样做，孩子才出现了大便干的症状。要知道，水果的凉性泻孩子的胃肠积热强于任何药物，而且水果里的维生素和微量元素也是任何零食与保健品不能比的。所以，不要把大自然赐予的美味水果不给孩子吃，一定要给孩子吃，还要吃应季的水果，甚至是干果等。干果里面有很多植物的油脂，也能起到润肠通便的作用，另外吃硬的干果也有利于孩子上下颌的发育，让牙齿出得整齐，而且下颌骨发育好的孩子长得也好看，牙齿长全了还不用花大钱去给孩子正畸，这是不是一举多得的事？

老年人便秘，不可轻视

老年人身体机能下降，肠道蠕动变缓，很容易引发便秘。相比儿童，老年人的便秘问题要麻烦得多，因为便秘严重的话，会引起其他并发症。我就曾遇到过一位 60 多岁的患者，由于便秘引起血压升高，甚至因为高血压继发脑血管意外。

我记得有一位朋友的爸爸 70 多岁，也是因为便秘，早晨解大便的时候因为太用力而诱发急性脑出血，因为出血量大，而且还是脑干的重要部位，还没有送到医院就去世了。

解决老年人的便秘问题，需分轻重。轻症的便秘可以吃麻仁润肠丸，这里面有火麻仁和郁李仁，这些润肠通便的药，药性没有那么峻猛，适合老年人吃。

如果老年人便秘严重，可以吃搜风顺气丸，这种药的药效比麻仁润肠丸要强一些，里面有酒炙的大黄，泻下的功效较强。这两种药都是有 OTC 标志的非处方药，可以给老人吃，但也一定要看清上面的禁忌。

为什么给老人看病就要说药呢？因为老人们吃饭也好，生活习惯也好，一般都很讲究，很有规律了，所以老人的便秘大多都是活动量少，身体机能下降，肠蠕动差引起的，完全可以用这些副作用小的中药丸去调理。

解决女性便秘，先泻肠道积热

成年人便秘大多是自作自受，在这里我不会给出具体方法，只讲透背后的病理，希望你们能改掉不良的生活习惯。

成年人中，女性便秘患者偏多，女性肠道便秘多来自自己不良的生活和饮食习惯。医生用药治病，只能治好一时，药下去了，病好了，可习惯和生活方式没有改，便秘照常还会犯。

临床上一些长期便秘的女性，果导片吃过，通便灵用过，番泻叶也每天都在喝，包括蜂蜜水、淡盐水、腹部顺时针按摩等，这些方法都是只能暂时缓解便秘问题，如果不解决肠道积热，是无法根治便秘的。

肠道积热是出现便秘的根本原因，那这些热都是从哪里来的呢？

辛辣的食物可以让肠道生热；白开水喝得少会形成肠道津亏症，就是结肠内缺水；不运动会让肠蠕动减慢；过多的甜食和面食等高蛋白、高热量的食物也可以让肠道内生热。以上这些原因就是病根。

祛除这些病根的办法，我们这些成年人在平时的生活中多加注意就可以做到，所以，能不能调治好自己的病，就看你自己了。

最后我跟大家说说我的体会，因为我多年来已经形成了自律的习惯，几点起床几点睡觉，什么该吃什么不该吃，都能控制住自己。我从来没体会过什么叫便秘，我解大便用的时间，不论什么时候都是一分钟搞定，有时候甚至是一天两三次，这对我来说很正常，吃什么治疗便秘的药就更不可能了。我们常说六腑以通为用，其实这个"通"尤为重要，怎么做到"通"呢？那就是自律，保持良好的生活习惯，而真正理解了这层意思，并照做，便秘自然也就慢慢远离你了。

如何选择适合自己的
保养方式？

保健品选用有宜忌

说起女性保健，很多女性是各有各的招。有喜欢吃保健品的；有喜欢刮痧的；有过一段时间就去拔拔罐，说这样有助于身体排毒的；还有一些人喜欢按摩，时不时去做做足疗什么的。虽说是方法各异，喜好不一，但去花钱消费最终都是一个目的：延缓衰老，维护身体健康，不生病。

我在门诊上给一些女性看病，经常会听到这样的事，有人吃保健品吃得脸上起痘，都快要 40 岁的人了，好像又过了一次青春期。不但如此，还有人吃得大便干，口苦咽燥，舌苔变厚。还有人吃得拉肚子、腹泻，一泻就是十多天，倒是省了吃减肥药，胖人倒还算幸运，那瘦人还不得因这样腹泻住进医院？

这都不算什么。还有很多女性因为吃保健品，吃得月经不调，每次月经不是提前，就是错后，原来正常反被"保养"得不正常。说来也怪，有很多 40 多岁的女性吃保健品，是为了保护自己的卵巢不早衰，使自己老得慢一些，皮肤更好一些，谁料会适得其反，结果是四十五六岁，还不到绝经的年龄，月经就没有了，这花钱买的保健品，倒成了致病的药，没有变得年轻不说，还提前衰老，只能自认倒霉。

我注意过这些保健品的成分，大多含有矿物精、松花粉、蜂胶、高蛋白，以及一些高科技提取的精华；还有一些保健品里面含有人参、鹿茸、大枣、阿胶、枸杞子之类有补益作用的中草药，这些药大部分是湿补之性。

保健品不能乱吃。在吃一些保健品的时候，要细心观察自己有没有什么不适。如果说吃的时候出现了长痘、大便干、小便黄的症状，那就说明这个保健品是温性，偏补，怎么办呢？可以在吃保健品的同时，在空腹的情况下吃点性凉的水果，比如在饭后两小时，胃差不多排空的情况下，吃点香蕉、猕猴桃、苹果，用水果的凉性来抵消保健品带来的热。但如果在吃水果的情况下，不但没有抵消，反而出现口苦、咽干、口舌生疮，甚至是流鼻血、月经提前，那就一定要停药，不能再吃。

对那些吃保健品引起腹泻的人，如果是轻微的腹泻，可以先吃点桂圆，喝点姜糖水。如果这样还是不能缓解的话，那就是里面含有强烈刺激肠壁的西药成分，这种成分大多是那些减肥的保健品常用的，出现这种情况一定要停药。如果有便秘的情况，长期服这种保健品会产生依赖，导致只要停药，大便就会不通；长期服用这种保健品，还会因为长期刺激肠壁，形成慢性肠炎或慢性结肠炎，甚至是更严重的肠道病，到了那个时候就得不偿失了。

刮痧拔罐也分人

除了上面我们讲的吃保健品，刮痧也很受青睐。刮痧是中医传下来养生治病的好方法，但也不是人人皆宜，一般是体内有实火、实热的人才适合刮痧。说这个专业的词大家可能不太明白，还是说症状更直接一些，比如发烧、大便干燥或便秘、易患口腔溃疡、长针眼、目赤肿痛的人，比较适合刮痧。

中医认为腹为阴，背为阳，主一身之阳气的督脉也在背部，所以在背部刮痧，可以起到泻和排毒的作用，能使体内的实热或实火从背部的阳经排出来。记得有一部叫《刮痧》的电影，就是在孩子发烧，找不到医院的情况下，爷爷用刮痧的方法帮孙子起到了很好的退热目的。

相反，如果体弱多病、娇小柔弱、整日里手脚冰凉的女性，也去刮痧，去泻和排毒，那只会越刮越虚，倒还不如吃点补品更有效。

拔罐也是如此。拔罐的适应证是风、寒、湿、瘀入经络，引起不通则痛，患了肩周炎、风湿、关节炎，身体某个部位酸胀痛，以及诸多骨关节病引起的疼痛的时候，可以用拔罐的方法治疗。拔罐会拔得皮肤青紫、出血，或拔出许多水泡，那是邪毒外出，瘀祛新血自生，经络也就会变得通畅，痛自然就会消。

所以说，如果没有哪里不通引起的痛，就没有必要去拔罐，反之，会由于拔罐导致皮肤的毛孔张开，体内的气外泄，邪气更易乘虚而入，身体反而更容易虚。再就是体弱的女性最好也不要拔罐，即使拔也不要次数太多或时间太长，因为拔罐其实更适合体壮的人。

为了不让大家滥用这些方法，我们国家把拔罐、刮痧、足疗等这些理疗的功能康复法都列入了中医按摩的范畴，并设立了中医按摩学这个专业。按摩医生会根据你的体质和病情，来选择你是适合刮痧，还是拔罐或足疗。用这些理疗方法治病，也是需要有专业技能的。所以说，以后无论是去按摩、刮痧或者是足疗，都要去专业的中医按摩店，最好还要看看给你做理疗的技师有没有专业的技术职称证书。

看完以上这些内容，你就不会乱给自己保健了，就不会既花冤枉钱又伤了自己的身体，不会让那些制作保健品的不法商贩有机可乘，也不会让那些没有资质、一知半解的技师有利可图。

推督脉，不用吃的简易养生法

刮痧痛，一般人受不了；拔罐留罐的时间稍长，就会起泡，所以这些看起来很简单的方法，并没有真正普及更多的家庭。在这里，我给大家推荐一种最简单的方法——推督脉，就是推后背的脊柱，夫妻两人可以互推。

方法很简单：裸背趴在床上，用手掌根部，由尾骨向上推至颈部的大椎穴，连推 50 次，熟练后可以稍加快动作。50 次过后，背部会感觉火辣辣的，但很舒服。休息 5 分钟后，可再循环一次。推完之后，第二天你会发现对方的后背处会起很多痘痘，但脸色、精神、肠胃、消化功能等会明显得到改善。

这种方法很适合脸上爱长痘痘、便秘、月经不调、口臭、肝火大、体质偏热的人群。督脉是一身阳气聚集的地方，推督脉就是给阳气和火一个宣泄的途径，比吃清热泻火药，由肠道排出，更直接。

如果每周能给自己的爱人或家人推两三次，全家都会收获很多。

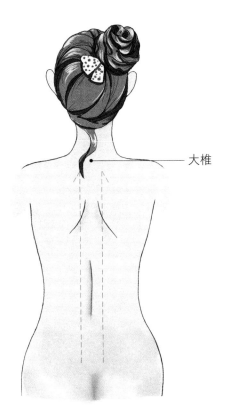

大椎

第三章

对症调养，
冻龄易瘦好体质

过敏、烂脸，
都是体质在悄悄改变

这些年我接触过的过敏病人一年比一年多，是因为什么呢？是生活条件太好了吗，还是其他原因造成的？

有人的确是对花粉过敏。对花粉过敏的人一开始会出现打喷嚏和流清鼻涕的症状，以至于都没办法上班，严重的干脆躲在家里不出门，如果非得要出门，也需要把自己裹得严严实实的。这是花粉过敏引起的过敏性鼻炎。

过敏性鼻炎还不算太严重，更严重的是过敏颜面，也就是脸部过敏。有患者说，这个化妆品我一直在用，都用好几年了，从来没有过敏过，但这几天晚上睡觉前涂完后，觉得脸上有点痒，也没有在意，但到了第二天脸就肿得像被打了一样，甚至两个眼皮都肿得成了一条线，还很痒，非常难受。

还有的病人，一到春天，出门稍被风一吹，浑身就起云片一样的疙瘩，越抓越痒，越抓越多。这种情况也不是说非在春天这个季节才有，也说不定在哪个季节，随时随地就能突发这种症状，简直一点预兆都没有。

还有一种现象很奇怪，我遇到过这样一位病人，她正值更年期，有一天早上正常吃饭，粥、鸡蛋、牛奶跟平常一样，但这顿早餐吃完她就浑身起荨麻疹，甚至还有轻微的腹痛、腹泻。从开始过敏的这一天起，她就像换了一个人，对原来很多不过敏的东西都开始过敏，而且不但是皮肤过敏，内脏，尤其是肠道也出现了过敏，像腹痛、腹泻就是内脏过敏引起的症状，甚至有时候还出现憋气、气喘等不适。去医院一查过敏源才知道，她竟然对自己原来每天都吃的鸡蛋和面粉产生了过敏。

很多人出现过敏，都习惯去医院查过敏源，希望确切检查出到底是对花粉、海鲜还是尘螨等过敏，日后避免接触这些过敏物就可以减轻或不发病。但是很多人检查不出过敏源，却接连不断出现过敏症状，只能是每次过敏都吃抗过敏的药。

中医没有皮肤过敏这个词，只有外感和内因。外感就是感受时间之邪或疫疠之气，入侵人体而发病，就如同春季花开，空气中掺杂着花粉就是外感邪气入体。邪气入体之后，发病与不发病，是体质所决定的，简单地说，就是不同体质不同免疫力的意思。

内因就是内热、内火、内湿生毒，熏蒸皮肤，透于表皮而发病，说得简单一些，这些内因就是来自现在安逸的生活和无度的饮食习惯。

曾有这样一位病人，她说每次自己出现过敏非得要输液才能好，一了解才知道，输液的成分就是维生素 C、地塞米松之类的激素，还有葡萄糖酸钙等，这里面起主要作用的就是大量的激素。她说每次输完液，胃口就特别亢进，总是饿，食量还特别大，自己从开始过敏这段时间里，体重长了差不多 10 公斤，尤其是脸、前胸、后背和肚子上的肉变多，胳膊和腿还是原来的小细胳膊小细腿。这就是典型的激素后反应，发胖还只是肉眼能见的后遗症，看不到的更可怕，是激素引起的骨质疏松、免疫力低下等对身体更大的伤害。

我们来说根源，为什么最近这些年皮肤过敏症的发病率这么高呢？到底是什么导致我们体内的免疫缺陷，导致体质的改变呢？

根源就是生活方式的改变。

很多人每天晚上十二点以后才睡觉，还有些人干脆晚上不睡白天睡。年轻人懒得自己做饭，实在饿了吃桶泡面，家里会常备一些零食，以供不时之需。在大城市叫外卖也越来越方便，只要有钱，想吃什么随时都可以，现在还闪送，想吃点辣条、鸭货之类的开胃零食，只需要打个电话，十几分钟就能搞定。你就不想想，任何带有包装的食品，为了保鲜，里面都会添加一些亚硝酸盐之类的防腐剂，虽说都是在法律允许的范围内，但偶尔吃一两次还可以，如果经常吃，就会摄入量过多，对身体造成损害。再有就是很多经过加工后的速食品，保存时间稍久，就失去了食物本身的营养价值，里面除了油和热量之外，没有一点营养可谈。

很多皮肤过敏的人大多是一些生活不节制的年轻人，而且大多是年轻的公司白领，反而老年人过敏的非常少。无度的生活习惯和饮食在悄悄地改变年轻人的体质，影响着身体的免疫力。

外卖随叫随到并不代表你过得好，怎样才算过得好？有品质、有质量的生活才算是过得好：晚上十点前睡觉，睡觉前不要吃太饱，因为晚上没有运动，吃个半饱就可以。晚上十点到凌晨六点加起来八个小时，现在成年人一般有七个小时的睡眠时间就足够。早上可以在五点半左右起床，起床喝杯白开水，要养成爱运动的习惯，可以室外慢跑半个小时以上。遇到外面雾霾天的时候，可以在家里锻炼身体，先伸筋，把筋拉开，拉筋至少要十分钟，至于要做什么动作可以在网上搜，健身网站拉身体各个部位筋的动作都有，跟着做就行。然后在跑步机上再跑二三十分钟，女性最快不超过8速就可以，跑到出汗为止。

调理过敏这种免疫缺陷性疾病，没有速效药，它不像感冒发烧那样，吃点药烧就能退下去，病就能好。提高身体的免疫力需要日积月累的运动来强身健体，来获得充足的气血和精气。要知道，这种免疫缺陷不是一日得来的，更不是几天就能恢复的。把那些晚上当夜宵吃的辣条、泡面和外卖食品戒掉，实在觉得饿，可以吃一根黄瓜和胡萝卜之类的临时充饥，这些食物健康，没有热量，虽寡淡无味，但对身体却是有益无害。

其实中药中也有很多可以调理过敏的，比如防风通圣丸和荨麻疹丸。有人说我吃过这药，效果不好。的确，它没有西药效果来得快，想真正杜绝过敏，你就按我上面说的方法去做，过敏是在提醒你身体到了极限，只有改变体质才是关键。

长痘体质
都是自己造成的

血热生疖肿，凉血为首要

疖肿，也是我们常说的"火疖子"。前面我们讲过一位患者因为乱用补药，导致腰部长疖，不过本节讲述的内容和前面略有不同。

湿疹是浑身起小疙瘩，皮肤瘙痒，疖肿则是局部红肿跳痛，疼痛难忍。它是从皮下往外突围，可不单是毛囊炎引起的小痘痘，随便涂点药膏就能下去。如果是长在脸上，处理不好就会留下一个坑，受罪不说，还很影响美观。我曾遇到一个患者，每年都会长一两次很严重的疖肿，时间长了，两颊皮肤留下很多痘坑，坑坑洼洼，想修复都很难。

疖肿的形成不是一日之寒，从皮下的囊性肿到感染化脓，需要一个过程，这个过程的幕后推手就是人的体质。所以要想预防疖肿，就要先调理体质，调理体质就是要把疖肿扼杀在摇篮里。

每年一立春，门诊里皮肤病患者就会增多。

春季多风，我们说过风为百病之长，春季的很多病都是由于风引起的。风和热毒结伴入侵肌肤。要想祛除体内的热毒，就需要做好凉血的工作，不然热毒持续累积，再加上不好的生活习惯和精神压力，就会形成血热的体质，长痘痘甚至是发疖肿肯定是早晚的事。

我们要记住，对付痘或疖肿一定要先解决内因，血热就是内因。如果不解决血热问题，就算这儿好了，其他地方也还会长。

针对血热，最关键当然就是如何凉血。

我们先来说说血热的症状。血热的人，上火是第一症状，上火一般不会放过头面部的任何一个器官。火会消耗体内的气血、津液，容易口渴、口干，火上行到头面部，会眼睛干涩，甚至是胀痛，长睑腺炎；或者鼻子出血，牙龈肿痛，耳鸣；向下走就是小便黄，大便干燥，甚至是臀或腿上生疖肿。有病人说他一星期都不解大便，那热毒一定会长期淤积在体内，日久还会引起面色晦暗，长痘长斑。

祛这种程度的热毒可以用连翘败毒丸。一般血热便秘的人吃一袋，大便就会通，甚至比很多泻药都好使。

西医用药量的多少一般会按照人的体重计算，中医和西医一样，也要根据身体的重量决定药量的多少。同样是血热体质，身材瘦小的女性吃一袋就会腹泻，身材高大、健硕的男性可能吃一袋或一袋半才开始有反应。药量要根据自身情况调整，一般停药后拉肚子就会好，也无须紧张。

连翘败毒丸清热解毒，药性苦寒，易刺激肠胃，服药后出现拉肚子也是排毒的途径之一。要注意的是，不管用什么清热解毒的药，一旦出现腹泻不止的症状就必须停药，因为多次腹泻会损伤肠道黏膜，引起肠炎，我们绝不能拆了东墙再补西墙。

以上算是血热的初级阶段，在这个阶段我们用连翘败毒丸这样的清热解毒的药提前调理，一般都会把疖肿扼杀在萌芽状态。

疖肿的形成除了内因，还有外因。有时候可能起初只是一些皮肤上的小毛囊炎或者粉瘤，原本可以和平共处，你偏偏要挤，外力的挤压就会导致二次感染。还有的疖子长在臀部，久坐或者运动摩擦也会诱发二次感染。

所以我们需要注意的是，如果是轻微的毛囊炎，没有破头，一定要管好你的手，严禁挤压，可以涂点莫匹罗星（百多邦）、夫西地酸乳膏这类的抗菌药膏。擦药前最好先用碘伏消毒局部皮肤，白天的时候可以外敷无菌纱布，晚上不外出活动，睡前涂上药膏，经过一晚上的吸收效果会更好。

一旦因病情加重或操作不当形成脓肿，甚至脓肿内部会随着动脉的搏动而跳痛时，就不能自己处理了，要尽早去医院切开引流，把里面的脓放出来。这种伤口不能缝合，要下引流条，多次换药才能痊愈，过程是很痛苦的，切过的人都知道，说句玩笑话，关公的刮骨疗毒也不过如此了。

药食同源，茶饮食疗清血热

总有一些人不愿意吃药，觉得吃药有副作用，接下来我们就重点讲一下如何在日常生活中用茶饮和食疗的方法改善血热体质，既简单又方便。

现在有很多人喜欢喝茶，比如有的人用罗汉果泡茶治咽炎，也有人泡枸杞补肝肾。我们可以用金银花泡茶饮来清血热。金银花可以清热解毒，喝茶的同时也可以摄入大量水分，更有助于利尿排毒。

还有一种食疗方是马齿苋。马齿苋在各个地区都很常见，夏季一般是它的生长旺季，可以在夏季多采一些晒干备用。马齿苋是很好的凉血食材。我经常在夏季的时候弄点新鲜的马齿苋，用水焯后凉拌了吃。焯马齿苋的时候一定注意要存性。什么叫存性？中医所说的存性就是留存它的药效。就是说你在用水焯马齿苋的时候要注意火候，在它刚要软还没软的时候是最好的。这时候口感好，又不失蔬菜的营养成分，还能体会到每一种食材最初的味道，一旦把菜烫烂了，吃了也没什么意义了。我们在吃马齿苋的时候，也不用放什么酱油、醋之类的调料去调味，如果觉得淡放点盐就行了，这样最能发挥它的原始药性。

春季马齿苋一般比较少，可以去药房买干的马齿苋放在水里泡发，切碎，加上点油和调料，做成菜团子吃。如果工作很忙，没时间做饭，也可以直接把从药房里买来的马齿苋稍加工一下，用擀面杖擀一擀，或者用捣蒜杵捣一捣，捣碎即可。如果觉得直接泡水不卫生，就先加滤网用开水冲一下再泡，这样既卫生，又容易泡发。这些方法都可以清热、解毒、凉血，用的也都是中药最原始的食材。

药食本来就同源，但要记住，不管用什么中草药泡茶最好都不要放糖。一是因为糖吃多了，代谢不出去，容易上火；二是喝中草药泡的茶就要原汁原味，这样才能充分发挥其药性。需要大家注意的是，清热解毒的中草药都会苦寒偏凉，本来就有胃灼热、反酸的症状，有胃病史的人，一定不要空腹喝，可以在饭后半小时服用，喝的时候如果引发胃痛必须停药。要记住不管什么凉药，如果出现腹泻，甚至是手脚发凉，嘴唇发麻，一定要停药。

同款养生茶，
为什么她越喝越美，
你越喝越憔悴？

我们经常会自制各种养生茶，比如泡些枸杞、菊花、玫瑰花等。关于自制养生茶，要注意一点：一定要了解自身的体质以及所用食材的药性。选择食材时我们一定要对应自己的体质，千万不能胡乱服用。其实有很多没经过加工处理的，不管是花，还是刚出土或刚采摘下来的中草药，在没有经过炮制加工的情况下，很多都是有小毒的，如果吃错了，身体很难代谢出去，不但不养生，反而会吃出问题。

所以，首先你要了解自己的体质，起码也要知道自己是寒凉体质还是湿热体质。

其次，不管你喝的是玫瑰花茶还是菊花茶，一味药还是多味药，都一定要先搞清楚药的药性，是寒还是热，还是平补的？如果你连这些最基本的情况都不了解，就瞎泡瞎喝，时间一长，肯定会喝出毛病来的。

我们都很熟悉枸杞，经常看到很多人泡枸杞茶喝，但枸杞可不是什么人都适合的。因为枸杞的药性偏温补，如果你本来就大便干，牙龈肿痛，鼻出血，本身就上火很厉害，这时候就不能喝温补的枸杞水。即使是火小，喝多了也会酿成大火。更不能喝枸杞泡的酒，酒是打头阵的先锋，可以引药入经，就如同点火助燃的效果。经常有人来看病说自己扁桃体肿得特别大，痛得连水都难以下咽，我一看也没有感冒的症状，结果一问才知道，她每天都要喝二两的枸杞酒，这就是病因。

对付这种热的体质就要用凉药，可以用白茅根，这是春季的时令中草药，还可以用绿茶泡白茅根来助药性。白茅根清热，解毒，凉血，利小便。白茅根和绿茶配伍可以降火，但也要注意，有胃病的人不要喝凉的，要喝和体温差不多的三四十摄氏度的茶，这样才不会伤胃。如果胃没有问题，可以喝凉的，也要少喝，多次喝，不能一下喝饱，这样才能起到既调病，又不伤身体的目的。

再说说常见的菊花。菊花大体分两种，一种是发甜味的，一种是比较苦的。你可以在不放糖的时候注意区分它的口感，是甜的还是发苦的，两者效果绝对不一样。甘甜是归脾胃的，性平，偏重于温补，又可以调脾胃；而发苦的偏重清热解毒，这也是中草药苦寒可以清热的道理。

曾经有朋友问过我这样一个问题，有些常见的中药，比如金银花、玫瑰花之类的各种花茶，很多药店都有卖，但价位相差却非常大。这是什么原因呢？

其实价格产生差距的原因主要有两个：一个是烘制手法，这个我们暂且不提；另外一个就要看它是不是地道药材。什么样的药材才是地道药材呢？真正的地道药材是纯野生，甚至是从深山里采来的，就跟古人治病上山采药那样，没有任何污染，是纯绿色的。

但说实话，现在在市场上买得到的药材大多是人工培育的，我们已经很少能找到那种纯天然的药材了。这时我们就要关注药材本身品色上的差异了，比如说闻味，经常抓中药的人一般鼻子都比较好使，温室大棚里的药材味一定比较淡，而室外野生的药材由于充足的光照味道一定很浓。中草药是靠味道来归经入药的，这也正是很多鉴别中草药的人都习惯性地先抓一把闻闻味的原因。

讲了味，我们再借这个机会讲讲性，也就是药性。比如菊花，什么时候菊花的药性最好呢？用花入药一定要记住不能用完全开展的花，它最有药用价值的时候是在含苞待放的那一刻，这就是花的存性，存性就是存在的药性。

还要提醒大家一点，一定要特别注意带花朵的中草药。我们经常发现市场上很多花类的药材都特别好看，这种情况就需要提高警惕，因为这些药材可能是经过不良商贩用硫黄熏制过的，只有经熏制后的花才会特别好看。比如我们平时吃的馒头，你可以买一些没有任何添加的面粉，在家里蒸一锅，再跟市场上买来的一比就会明白；还有市场上卖的银耳，特别白特别好看的一定不要买，也是这个道理。经过熏制确实会让一些商品卖相更好，但是其中残存下来的物质对身体的害处远远大于它的品相。

所以我建议大家，无论泡任何的茶或者中草药食材，哪怕你觉得它再干净，"第一泡"的水也要全部倒掉，之后再泡，再饮用，这样相对会更健康安全。

我给大家介绍一种春季的时令凉血食材——蒲公英。蒲公英的药是凉性，适合体质偏热的人吃。

有的时候在早市上就能看见有人卖蒲公英，在以前是看不到这种景象的，这说明现代人对中医和中草药的认识加强了。蒲公英是很好的凉血食材，可以治疗血热，但要提醒大家的是，蒲公英药性最强的部分可不是什么根茎，而是花，尤其是含苞待放的花，就连我们药房卖的作为药材用的蒲公英，大多也是以花为主要的原材料。

对于蒲公英，想让它的药性发挥到最好的吃法是用鲜品，我们可以直接将新鲜的蒲公英用蒜杵捣烂，用温开水，也就是晾到七八十度的白开水冲泡后连汁喝掉，这是最好的。当然我们也可以焯水后凉拌食用，都是可以的。

蒲公英清热解毒的功效是比较强的，如果吃后第一反应就是拉肚子，这不是因为中毒而腹泻，而是因为苦寒对胃肠的刺激造成的，大多数人一停止服用便可以止泻，并不用担心。但需要注意的是，因为这个药本身药性太凉，服用后肯定先刺激你的肠胃，所以还是那句话，中医不管用什么药、什么样的食材，只要泻了、通了就应该停药。如果经常服用，泻得多了便会损伤肠胃，一旦形成了慢性肠炎或慢性结肠炎就得不偿失了。

因为时令食材都是季节性的，过了这个时间段就没有了，所以我们还可以适当学会一些保存时令新鲜食材的方法。比如把时令食材洗干净，晾干后不带任何水分地放进袋子里，抽真空，再放到冰箱冷藏，一两个月都没问题。家中备着这些中药食材，比家里备着药丸要好得多，而且越是新鲜的中药食材，药性会比干品饮片的效果要强得多。而且你再用的时候也很方便，用捣蒜锤一捣，七八十度的温开水冲服就可以了。

但是这种方法一定要保证没有农药。一旦吃了带农药的药材中毒了该怎么办呢？中毒的症状是什么呢？药先入胃，如出现呕吐，那就是中毒的第一症状，因胃先不能受纳，只能以呕吐自保；如果中毒的症状加重，就会感到舌头不太灵便，人中部位感觉麻木，这就是中毒的症状开始入里，如果再出现在高热、神昏等其他症状，一定要马上去看急诊。

有一种人就是
嗓子爱发炎

嗓子发炎，小毛病里学问多

嗓子发炎，即嗓喉部位充血水肿，是最常见的上呼吸道疾病。这种看似很简单的小毛病，是怎么引起的呢？该怎么用药？用什么药？是用中药还是西药？有什么好的食疗方和茶饮？怎么预防？

西医把咽喉这块的病分为很多种，比如像咽炎，又分急性咽炎和慢性咽炎；还有扁桃体炎，按扁桃体的肿大程度又分一、二、三度；还有声带水肿等，我们不再列举过多，就讲最常见的几种。

北方人爱吃小葱蘸酱，如果你晚上贪吃很多，还喝了些白酒，上床后感到口渴但又懒得起来喝水，等到早上起床，发现嗓子肿了。有人是咽炎犯了，大部分人是扁桃体肿大，肿大至两三度都有可能。

还有一种情况，晚上吃火锅，第二天上火是肯定的。吃完火锅，大晚上又没地方去锻炼，也不能通过运动把这些火给泻下去，如果正赶上冬天，家里还有暖气，比较干燥，晚上又喝不上水，像这种情况和上面那个吃葱的情况一样，只会有过之而无不及。这样的例子我们就不再举了，太多了，总之都跟火、热、代谢、运动、水、身体的免疫力这些因素有关。

上面说的这种情况都是因为吃到肚里的食物而引起的内因，也有很多情况是外感导致的。

中医说外感，是风寒或风热，西医就是病毒和细菌，这些病毒和细菌的入侵，最后都会直接刺激你身体内的淋巴器官，扁桃体奋起抵抗，这种抵抗表现出来就是肿大，严重的还会引起全身的症状——发烧。

不管是风寒还是风热，细菌还是病毒，在出现扁桃体肿大或急性咽喉炎的同时，一旦同时伴有发烧，这里说的是高烧，最好去医院查个血常规，先确诊一下是病毒还是细菌导致的。如果是病毒，就不要再乱用家里常备的抗生素，任何一种病毒性呼吸道疾病，都存在自愈的可能。在没有合并支气管炎和肺炎的情况下，一定不要小视我们身体的抗病能力，一般最多三天，症状就会明显减轻，再过几天就会慢慢康复，整个过程一般不会超过一周。

这种自愈的好处是，让你不会因常吃抗生素而产生耐药性，也不会让你每次生病用抗生素的过程像是在打怪升级，比如这次用的是阿莫西林，过几次就得用头孢菌素类，从第一代升到第四代，最后到无药可用。这还真不是危言耸听，这两年小小一个感冒就要命的案例越来越多。

急慢性咽喉病的调理

怎么调理这种急慢性的咽喉病呢？

内因既然是从口入，那忌口就能解决问题。要做到完全不吃不可能，但吃了后不发病也不是没办法。加速代谢就是最好的方法。吃进去的热和火，通过出汗这种途径代谢出去，这样做可以把这些火和热量消耗掉，而且有经验的吃法是，比如吃了辣的火锅，就不能吃得太咸，更不能再吃很多甜食，因为如果把辣、咸、甜放在一起吃到肚子里，可想而知会产生什么样的后果，不这样吃的人叫会吃；把吃进去的代谢掉，这叫有法。

看病的时候，人们经常听到医生反复说"要多喝水"，这句话已经成了医生的口头禅，但很多人却不当回事。饮水是泻热排毒非常好的途径，我个人认为喝什么水都不如喝白开水，前面我也提到一天要喝2000毫升，大约4瓶左右的矿泉水，喝水多可以利尿排毒，得肾结石的概率也会降低。

还有很多人患有慢性咽喉炎，这些人大多是职业病，比如歌手、老师这些用嗓过多的人。很多患者说这个病很难治，还有人说我都吃了很多抗生素却总是治不好。我现在明确地告诉你，这个病非常好治，这个治法不是药，是生活方式。你可以问问自己，有没有贪酒、抽烟、熬夜、过食辛辣；有没有拿饮料当水喝；有没有通过规律性的运动健身来增强自己的体质……如果这些你做到了，慢性咽炎就会不治而愈。

治咽炎和扁桃体炎的一些非处方中成药，目前市面上非常多，像养阴清肺丸、黄连上清丸、清火丸、银黄颗粒、清热解毒颗粒、蒲地兰、兰芩等，几百种都不止，以至我们不知道该吃哪一种效果才更好。

这些都是清热泻火的药，到底吃哪一种才对症？应该怎么选呢？

第一步，先选择有 OTC 标志的非处方药，没有这个标志的药一定要咨询医生，看清药物的副作用和禁忌再吃。

第二步，了解自己的体质。吃这些清热的药可以泻火解毒，中医用药讲寒者热之，热者寒之，一定要对应自己的体质。如果你伴有小便黄、大便干、舌苔黄厚等这些症状，你就是热性体质，可以用这些药寒之。相反，如果你手脚冰凉，大便稀，甚至还有低血压、贫血等一系列体虚内寒的症状，就不对症，不能寒上加寒，就不能用这些药。

不节食、不运动，
只简单调理体质，
也能轻松瘦十斤

减肥瘦身已经成了当今最热门的话题，因为肥胖不光是外形上不好看，还会给身体健康带来危害。肥胖常会引起体内血脂升高，血脂升高会让三四十岁的你过早地患上心脑血管疾病，还会导致内分泌失调，也易患糖尿病、甲亢等疾病。可以说，肥胖会让你的生活质量急剧下滑。

我遇到过不少靠吃减肥药瘦下来又反弹的女性，曾经有个20多岁的患者说："我吃完减肥药后，会不想吃饭，一点食欲也没有，强忍着吃点吧，吃完就肚子胀。最近晚上还失眠，经常心慌。"

她已经吃过很多次减肥药了，靠吃药好不容易减下去5公斤多，但很快又反弹，有时候一两个月就被打回原形。她说没有办法，因为试过了很多种减肥方法都没效果，自己又是那种喝凉水都能长肉的人，只能靠药。用她的一句玩笑话说就是，长点肉跟玩似的，要是减点肉跟玩命似的。

我跟她说，我是医生，只给人看病，不管减肥，但我可以看看你的体质。中医调理身体先要看体质，肥胖也一定是体质先有问题，然后代谢才紊乱。

这位患者确实很胖，160厘米的身高，快要80公斤了。她体质热，有严重的便秘，四五天才能解一次大便，而且很干很硬，如厕一次要差不多半个小时，每次还得用开塞露。因为便秘，还长了痔疮。之前医生检查说是混合痔，得去肛肠科做手术。不光以上这些问题，她最近血压也高到了150毫米汞柱，医生都开始让她吃降压药了。

我看她舌苔黄厚，这种舌苔的人一般都喜欢吃。果然，她平时胃口超级好，但因为怕长胖，很多时候别人吃饭，她只能坐在一旁咽口水。她已经很能控制自己的嘴了，怎么还这么容易长肉？自己也不明白到底是什么原因。

她试过早晨用凉白开水冲蜂蜜，也经常吃香蕉，因为听说香蕉能通便，也喝过淡盐水，吃肉少，吃菜多，可便秘的毛病一点也没有缓解。其实这是典型的肠道积热，我推断出她是热性体质，于是告诉她，你减肥的第一步要先调体质——先通便。

我让她先吃一清胶囊，这是清热、泻火、通便的药，药的说明书上要求每次吃4～5粒，我让她刚开始吃6粒，一天三次，饭后吃。她说第一天吃了感觉肚脐周围有点痛，结果一天就解了两次大便；第二天我让她每次吃3粒，一天三次，这样又坚持了两天；最后三天，我让她一次吃两粒，一天两次就可以，这个时候，她已经可以每天都大便一次，还很痛快，这是因为一清胶囊里面虽没有泻下的成分，但这些泻火的药是凉性，专治肠道积热，吃后自然能起到通便的作用。

我让她以后不要再吃香蕉，因为香蕉的脂肪含量要高于任何一种水果；不让她再喝蜂蜜水，因为太多糖的摄入，也会转化成脂肪，长成肥肉。她血压现在高，就更不能喝淡盐水，因为过多氯化钠的摄入会让她的血压更高。她以前自以为有用的这几点我都给她否定了。

另外，我问她有什么饮食习惯，她说自己是北方人，爱吃面食，像面条、馒头都是她的最爱，说自己可以不吃任何菜，一顿干吃两个馒头，她就喜欢嚼馒头的那种面香味。因为老公是南方人，她原来不爱吃辣，现在跟着她老公也成了半个南方人，非常爱吃辣，无辣不欢。

我告诉她，要想减肥就要做出牺牲，第一个牺牲的就是面食，因为面食的热量太大，要基本上做到不吃，尤其是晚上这顿饭，面食和其他主食一点也不要吃，当然也包括米饭，可以吃点牛肉和鱼肉之类的东西，再加上点青菜，晚上最多吃半饱。什么是半饱呢？就是吃到没有饿的感觉，差不多就是半饱。

我让她戒掉辣，因为辣可以让她的舌苔变成消谷善饥的黄厚苔，还会让她的胃口越来越好。辣还是她肠道积热的来源，戒掉辣，是为了不让她的肠道再积热，不积热她就不会便秘。

当然我也告诉她，真要想瘦，运动是必不可少的。运动加速代谢，燃脂的同时，也可以促进肠道的蠕动，肠道的蠕动加强了，大便也就通畅了。因为她的膝关节在以前打羽毛球的时候受过伤，过重运动承受不了，所以她只能走路，每天都到公园走一万多步。

结果怎么样了呢？我现在就告诉你她的现状，她现在的体重是56公斤，并且她还没有因为过快减肥导致皮肤肌肉松弛，反而很紧绷，她现在的血压高压在 115 毫米汞柱左右，非常正常，再也没有考虑过吃降压药那回事。而最让她感到痛快的是，多年的便秘完全好了，便秘好了，痔疮也基本没有了，跟吸收了差不多，就一点点的小皮坠，医生说也没有必要做手术了。

讲完以上这个真实的案例，我再跟大家讲讲我身边一个朋友的事儿。我有一个好朋友，几个人坐在一起吃饭，就拿我这个好朋友打赌，赌减肥，让她一个月减 7.5 公斤，如果达不到预期，失败了，就请大家吃大餐，结果这个朋友真就用一个月的时间减掉了 8 公斤，还超额完成了任务。

她就在这一个月里，戒掉了所有的面食，甚至是米饭，包括所有含淀粉的食物都不吃，比如土豆、红薯、粉条这些食物，她都不吃，可以随便吃菜，也吃牛肉、羊肉、鱼肉；每天到公园里走步。在这一个月的时间里，她几乎戒掉了所有的应酬，没有再喝酒，白酒和啤酒都没有沾边，就这样成功地在一个月的时间里减掉了 8 公斤的体重，她成功了。

我身边还有一位类似的男性朋友，身高 180 厘米，体重也就 65 公斤多点，他的体脂率百分之十几，标准的运动员身材。他朋友多，应酬也很多，每周至少有四五次酒场，吃得也很多，为什么他就永远能保持这个体重呢？就因为他吃饭的时候，从来都不吃主食。

当然我也不是非得要大家仇恨主食，其实吃主食也有很多好处，面食里含有糖，能快速补给我们身体对糖的需求，以免发生低血糖，但就肥胖的角度来讲，吃面食，过多吃面食是减肥路上的大敌。

瘦腰瘦肚子：从产后85公斤到50公斤的逆袭

怎样减肚子减腰？很多人减肥减了一辈子，肚子上、腰上的肉一寸都没瘦下来，特别是生育过的女性，更难减。

有不少女性患者除了看病外，总爱多问我几句：体重增加，为什么总是腰上肚子上长肉？有没有好的减肥方法？并发出感叹：成年人的世界，除了容易长胖，其他都不容易。

桃花粉 + 挑扁担，成功减重35公斤

我先讲一个真实的故事，从产后85公斤到50公斤的逆袭。

朋友的爱人，当时生孩子的时候担心营养不够，一个劲儿地猛吃，生完孩子，从之前160厘米的身高，52.5公斤的标准身材，竟然吃到

了 85 公斤多。孩子断奶后，她开始了几年漫长的减肥征程，节食减肥、针灸减肥、运动减肥、按摩减肥、瑜伽减肥，都试过，不能说没有效，体重终于维持在了 70 公斤左右。如今，她 37 岁，孩子 8 岁，人看上去不算太胖，可离之前的体重 52.5 公斤还差将近 15 公斤哪，那 15 公斤的肉也大部分扣在腰和肚子上，很不好看。

她找到我，让我帮助她减肥。当时正值开春三月，正是桃花盛开的季节，我让她去采集些桃花，在阴凉处晾干，然后加工成细粉，也就是桃花粉，用温开水冲服，每天三次，每次 7 克，相当于一小勺，空腹的时候服用。这个方法来自《备急千金要方》。

同时我又教给她一个我自创的消除腰腹部赘肉的方法——挑扁担，这个方法简单易做，而且很有效果。

具体做法：躺在床上，同时把脚和头翘起来，就像是一根扁担同时挑起来头和脚，只有屁股还在床上。这个时候你感觉到用力的部位是腰和腹部的肌肉。要长期坚持做下去，每天至少 1～2 次，第一次可能连半分钟都做不了，但时间一长，每次都能坚持几分钟，甚至时间更长。

她服用桃花粉后的第三天，我接到她的电话，说大便已经变成一天至少 1 次，甚至是 2～3 次，次数多也不稀，还很痛快。她高兴地说这种畅快的感觉很久没有体会到了。"挑扁担"的动作也在坚持练，刚开始练的两天，肚子和腰部的肌肉特别痛，痛得都不能俯身捡东西。我告诉她，过几天疼痛就会消失，一定要坚持下去。

果然，一个月后，她不仅减到了原来的体重，久违了八九年的小蛮腰也显现出来了。

其实，刚才讲到的两个消除腰部赘肉的方法中的第一个小秘方——桃花粉，在《本草纲目》中早有记载，能治疗水肿积滞、大小便不通等。桃花长在枝头，药性却是向下走，下走最能通便，便秘的人最易发福长肉，小小的桃花正是减肥的良药。

三月的桃花是天然的无毒中草药，万物复苏，唯有桃花提前绽放，不会因喷洒农药而受到污染，爱美的女性一定要收藏起来。

需要注意的是，桃花药性向下，蕴藏了深冬的凉性，所以已经怀孕或者准备怀孕的女性不要服用，以免久凉下气而导致堕胎流产或不易受孕。

第二个方法是我的自创动作——挑扁担。运动量不大，也不需要耗费很长的时间，哪里需要减哪里。

以上一个动作加一个秘方，不用花大价钱，就能让你找回自信，重塑你的"小蛮腰"。

运动＋食疗，减掉赘肉很简单

为什么你觉得自己每天活动量也不少，可腰腹部的肉总是只增不减？

最关键的原因是没有忌口。要知道半个馒头的热量可能大于你运动半个小时消耗的热量。专业健身的人，他们的体脂控制在 9% ~ 10%，他们如何运动减肥呢？运动前吃东西，可以随便吃，比如他吃了一个馒头，但是通过连续一个半到两个小时的运动代谢，馒头的热量已经完全被消耗掉。咱们平常人没有那么大的运动量，按这个比例来说，人家两个小时有氧和无氧结合的那种运动，大量出汗，早已经把一个馒头的热量代谢完了。而我们吃完可能就坐在那里不动，怎么可能不长肉呢？

这里面讲到了体脂，可能不少朋友对什么是体脂比较陌生，仅从字面上解释，体脂就是体内的脂肪。我们每个人都有体脂率，女性17%～25%为理想型体脂率。举个很简单的例子，大家看走台的模特，她们的真实体重并不是我们想的才40多公斤，有的体重甚至比你想象的要重，那为什么她们都是很标准很健康的体型？是因为她们没有多余的脂肪，都属于理想型体脂率，也就是说两个女性身高相同，体重相同，体脂率标准的女性身材就很匀称，而我们大部分人，脂肪都堆积在了腰腹部。

减脂的方法很多，给大家一个"管住嘴"的食疗方。

打碎的玉米粒、薏米各半碗，放上三倍水，放在电饭煲里，设定好时间，早上起来泡发得特别好，煮起来也快。而且吃这种东西，饱得快，同时也不会饿得太快。随便吃，没有什么热量，而且玉米对体内祛湿效果特别好。

女性的激素水平本来就低，本身不好长肌肉，所以就得吃这种不含热量的东西，或者含热量比较低的食物。

运动可以有氧运动和无氧运动结合在一起，比如：有氧运动——快走、慢跑、游泳，帮助你燃烧脂肪；配合饮食，可以再补充一个鸡蛋或者两个蛋白。

这个玉米薏米粥搭配两个蛋白，再加上适量的运动，非常有利于减脂，甚至能练出马甲线。

结合我本人和许多朋友的减肥经历，用中医辨证看，我想告诉大家，光凭单一的一种方法是起不到瘦身减赘肉的作用的。减肥前，先辨清自己的体质，然后对症食疗，再加上行动，做到这些，减掉赘肉其实很简单。

如果你想真正瘦腰，晚上这顿饭尽量戒掉糖和面食，晚餐不管蔬菜还是适量的水果都可以吃，甚至可以吃些肉，只要不吃面食，加上运动，一个月的时间就可以瘦下来。

瘦人的三个烦恼：
便秘、月经量少、不孕

当减肥成为大部分女性的终生追求时，偏偏有那么一小部分女性却天天想着增肥，只因为自己太瘦，太骨感了，比如170厘米的身高还不到50公斤，可想而知，那会是一个什么样的体型。

我原来有一个同事就找了这样一个女朋友，他这个女朋友无论人品还是长相，无论家庭背景还是学历，都门当户对，可就一样——太瘦。当两个人决定要结婚做婚前检查的时候，查出来她有轻度贫血，激素水平也稍低，婚检的医生告诉她，最好找个中医调理一下，要不这样下去，将来不易受孕，不要因为这个影响婚后的夫妻感情。

别人整天吵着要减肥，她却做梦都想让自己长点肉。她在吃饭的时候刻意地想多吃点，像高热量的巧克力、油炸食品之类的食物都常吃。她听说吃激素能长肉，甚至都有想吃激素长肉的想法。我告诉她这种方法万万不可取。

我先检查了她的舌苔，发现她的舌苔黄厚，中间位置还微微有点发黑。

我问她是不是有便秘，她说便秘已经很多年了，基本上都是四五天一次大便，极少数的时候两三天一次；口气也很重，还经常上火；经血的量也很少，刚开始来的第一天根本就不是痛快的月经血，而是一些黑色的渣，第二天才有暗红的血块下来，每次行经两三天就没有了，刚26岁的她有点担心自己会不会过早闭经。

我让她先吃三盒同仁堂的搜风顺气丸，吃这个药大便通畅以后，再吃加味逍遥丸两盒，最后再吃内补养荣丸三盒。

少吃或不再吃巧克力或油炸类的高热量食品，不再喝饮料，也不要吃得太甜，总之减少摄入高热的甜食，把喝茶的习惯改成喝白开水，抽出时间每天运动一个半小时，自己能承受的有氧运动都可以。

她照我说的去做了。刚开始吃搜风顺气丸的时候，通便的效果没那么好，等吃到第二盒的时候，效果开始显现，竟然两天一次大便，吃完第三盒大便就每天一次了。后来她开始吃加味逍遥丸，按说明书的量，每次一袋，每天两次，饭后一个小时吃，吃这药的时候正好赶上来月经，我让她先停用，月经完了再把剩下的吃完。她复诊时说这次月经来的时候，第一天就是鲜红的血，量还可以，第二天少一些，四天才完，在月经量上明显好了很多。自从改变了饮食习惯，吃药调理后，大便通畅了，原来非常重的口气也没有了。我让她看看自己的舌苔，和以前的一对比，原来的黄厚苔变成了现在健康的薄白苔。

优秀的医生看病不能只看一步，要看到三步以上。我为什么三次给她开了三种不同的中成药呢？

第一步，她需要先通便，泻肠道内的积热。用搜风顺气丸通大便，是因为这个药可以润肠通便，没有强泻下的成分，里面虽含有大黄泻下，但也是酒炙大黄，药性缓了许多，除此之外，里面还有山药健脾，火麻仁润下，车前子清下焦热，菟丝子滋补，补阳又可益阴，温又不燥，补而不滞。药治三分，自调七分，改变饮食习惯是解决便秘的根本，不然吃多少药，都只能解决一时，少吃辣或高热量的甜品、浓茶和饮料，切断了肠道生热的来源，再加上每天的白开水和多运动加快代谢，自然会带来改变。她说最近经常感觉到饿，我告诉她，饿也不能一下吃得太饱，要循序渐进。

第二步，用加味逍遥丸调理她的月经，疏肝气。加味逍遥丸也稍微有一点点凉，调经血的同时，也可以清理她肠道内的一些余热。

完成以上两个步骤，最后的内补养荣丸是拿出来补她的气血的。内补养荣丸的大蜜丸一丸有 6 克，常用量是一次两丸，我让她一次只吃一丸，一天吃两次，正好减了一半的剂量，原来两盒可以吃五天，我让她两盒吃了十天。经过这样的调理，她第一个月的体重长了两公斤，月经也由原来的三天变成了四五天。我告诉她，药不用再吃了，良好的饮食习惯坚持下去就可以。前后所用中成药总共加起来也不过花了一百多块钱，她很开心，感觉找到人了。

其实身体瘦有两个极端，一种像前面说的胃肠积热便秘；另一种是肠胃虚寒腹泻，这种人就是脾胃虚弱，不吸收，不消化，每天虽吃不多，大便也得要两三次，还不成形，稍吃点凉的就会腹泻，像这种情况下的舌苔一定是苔少或无。没有舌苔就是没有胃气，消化和吸收的功能不正常，吃进去的食物还没有经过吸收，就排泄了出去，不瘦才怪呢。像这种瘦，长时间下去会导致营养不良，甚至是身体各方面的机能都会下降，最后因脾胃问题导致出现全身的问题。

肠胃虚寒腹泻这种情况同样先要调理肠道，寒者热之，需要先吃附子理中丸，温中散寒，调理脾胃。附子理中丸里有补气的党参，温中散寒的干姜和附子，还有健脾胃的白术，但对瘦弱的女性，同样是大蜜丸，也需要先把剂量减半，一天两次，饭后服用，在症状逐渐减轻的同时，身体也对药性慢慢开始接纳，再改成正常量，等到大便一天一次，甚至两天一次的时候，就可以停用附子理中丸。

这时改服补中益气丸，继续调理脾胃的功能，连续服两盒左右，胃口和舌苔就会慢慢恢复，胃肠的功能也就正常了。同样，也要把不良的生活习惯改掉。我们天天讲治病求根，其实根就是自己的生活和饮食习惯，如果有爱吃零食、爱喝饮料、爱晚睡懒床的习惯，统统戒掉。如果你的心态积极向上，你的身体健康就会同样积极向上，全靠药把身体调好，没有自己的配合那是不可能的，没有什么灵丹妙药能保你一辈子健康不生病。

女性比正常标准瘦的情况下，一般都会气血亏，常会出现头晕、失眠、健忘、月经量少、经血色淡等一些症状。气血亏就易内分泌失调，激素水平低，这也正是很多体瘦的女性为什么不易怀孕的根源。我遇到过很多这样的女性想生二胎，国家刚开放二胎政策没几年，想要二胎的大多都是一些大龄女性，年龄大本就不易怀孕，再加上气血亏和激素水平低，更难圆二胎梦。

有人说我也在用绒毛膜促性腺激素注射排卵，也在吃艾附暖宫丸，为什么还是不能怀孕？因为用这些药都不能彻底改变你的体质，不改变体质就很难怀孕。

免疫力低，易感冒，干葱叶泡脚

有位年近七旬的老人，从小生活在农村，干活比较多，小的时候家里没有洗衣机，摸凉水也多，等到年纪大了，手指关节都成了杵壮指，这是典型的风湿病所引起的症状。夏季还好，每到冬天手指关节就特别疼。后来孩子们给老人买了一个泡脚的木桶，她几乎每天都泡，我告诉她泡脚的时候放一把干葱叶进去。泡了三个月左右，现在不单是手指关节不疼了，就连多年的老寒腿也好了。

用干葱叶泡脚这个方子专治老寒腿以及各种经络痛。我也曾在以前的书中专门写过，为此还收到很多读者的留言，都反馈这个方子非常有效。说起来比较传奇，这个方子不是我发现的，是我从一个病人那儿得到的，那时候他们一家老小都找我看病，时间长了就成了朋友。他家有老人，我也经常上门服务，出于感激，他告诉了我这个方法。

有人说，听说过泡脚放红花和当归的，没听说过放葱叶的。起初我也不太理解放干葱叶的道理，结果我把这个方子用在自己的母亲身上，才真正理解了里面的玄机。

现在很多人开始重视泡脚养生，包括不少娱乐圈的明星也都在亲身示范，很多女明星都在公共场合表达过泡脚对身体带来的好处。

这里我要说明的是，养生泡脚和我们平时的洗脚，方法是不一样的。

我们先来讲一下具体的泡脚方法，然后再讲背后的医理。

泡脚一定要用比较深的盆或者桶。网上就可以买到一百多块钱一只的柏木桶，泡到膝盖的位置，水要没过足三里这个穴位，足三里在膝盖以下，小腿的外侧，属足阳明胃经穴。足三里可养后天之气，后天之气就是脾胃之气。民间有句谚语，"艾灸足三里，胜吃老母鸡"，泡脚也正是遵循的这个道理。

泡脚一年四季都可以，春季为最佳季节。为什么春季更好呢？春季

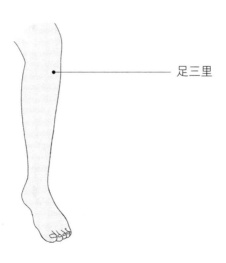

足三里

泡脚有两大好处，第一，祛风除湿；第二，通经络，活血，增强身体免疫力。

先说第一个好处，祛风除湿。有句老话儿讲：春捂秋冻，其实是有一定道理的。春天的时候风多，春捂就是要抵挡风不侵入身体。风为百病之长，很多病都是由于风诱发的，风可以和寒、湿、热其中的任何一种配合导致人体生病，我们常说的风寒、风湿、风热便是如此。

祛风除湿最好的方法就是泡澡或者泡脚。风寒可透肌肤，入骨髓，就像病人常说过一句话："我怎么觉得从骨头缝里冒凉风？"就是这种感觉。

风寒引起的骨关节疼痛最常见，中医讲"风善行而数变，疼痛游走不定，痛无定处"，这就是风寒致病的特点，意思就是人体遭受风寒入侵之后，感觉哪里都疼，但又说不出具体是哪个部位。手指关节、膝关节、肘关节，甚至是脚踝关节都会疼痛，这种痛一定要早点驱赶出去，不能"闭门留寇"，以免养成大患。

风寒是怎么进来的，就让它怎么出去。把肌肤的毛孔打开，才能把风寒赶出去，微微汗出就是这个感觉。泡脚和泡澡都可以达到这个效果。而加葱叶的医理是这样的，葱性辛温，稍有一点辣，而干葱叶正好减弱了其中的辣性；辛的作用是发散，发散就能起到驱寒通经络的作用。其实道理就是这么简单。

干葱十分廉价，取材方便，随手可得。为了确保干净卫生，你可以用开水把干葱叶沏开，稍烫一下，再放进水里。如果实在感觉不卫生，也可以先在锅里用小火煮十分钟，把葱叶捞出来，再把水倒进澡盆或泡脚桶里就可以。

泡脚的另一大好处是增强免疫力。我们知道，只要被动给身体某个部位加热, 白细胞含量都会升高, 白细胞升高其实就是吞噬体内病毒和细菌的过程, 是一种非常好的免疫反应, 换句话说, 泡脚在某种程度上激活了我们身体的免疫系统, 这和跑步运动、遇到寒冷时体内白细胞增多, 激活免疫的道理是一样的。

需要注意的是, 刚泡完澡或泡完脚, 微微汗出的时候要特别注意保暖, 不要站在窗前, 更不要吹风, 这时候侵入体内的风特别硬, 特别凉。这种风中医叫"贼风", 贼风会入经络, 因为泡完后毛窍都是开的, 比如说落枕之类的疾病就是这个原因引起的, 此时应急止痛可以吃一片布洛芬之类的止痛药, 但不能多吃, 继续泡几天脚就会好。

脏腑瘀堵长斑：
玉容散，让肌肤如初生般无瑕

脏腑瘀堵易生斑

脸是身体健康的晴雨表，看脸就能知道我们的身体健康与否，这是因为全身的气血盛衰，往往会从脸上显示出来。像脸上长痘，根据痘的不同位置，可以据此推断出是身体里面哪个器官出了问题。

看脸色可以辨别体内气血是否充足，而脸上长斑则能反映出身体的健康问题。

西医认为长斑是皮下毛窍瘀堵，出现了色素代谢障碍。

中医认为，外斑则内瘀。什么意思呢？就是说脸上有了斑就表示体内那些不能被代谢、分解的废物和毒素，还有坏死的细胞、细菌和病毒的残骸等存留在微循环中，由于流动速度减慢或者停止而瘀阻在体内，形成了斑。

所以，你的斑长在脸上哪个部位，就对应着某个脏腑的失调或瘀堵。

额头长斑的女性，一般消化不好，常伴有睡眠障碍。因为额头两侧是胆经循环的部位，这个部位长斑，说明肝胆功能失调，肝郁气滞。

颧骨处长斑，会出现气短乏力、食欲不振、胸闷、心慌、腹胀等症状。因为脸颊、颧骨是小肠经循环的部位，颧骨外侧是肾部对应的反射区，颧骨上部是三焦经循环的部位。对人体来说，三焦必须通畅，只有三焦经通畅了，三焦的功能强大了，元气才能运行顺畅，废气才能及时排泄出去，人体才不会生病。颧骨处长斑，说明消化系统和心脏功能减弱，同时也有肾虚、气血不畅等问题。

鼻梁处出现斑，则是精神压力过大导致的。鼻梁中部对应肝胆，出现斑点的话，大多由肝气郁结导致精神压力过大所致。

以上额头、颧骨、鼻梁是三个比较容易出现斑的部位。额头对应的是胆，会影响消化和睡眠；颧骨对应的是心脏和气血，这个位置长斑，会出现气血不足、心慌气短等症状；鼻梁对应的是肝，一般精神压力过大，鼻梁会长斑。

上古珍方玉容散，每个女性都适合的中药面膜

大部分女性应该清楚了，脸上长斑，如果不是因为防晒措施没做好，大多是体内出问题了。花大量的钱美容护肤只能遮盖住斑，甚至激光祛斑也只会暂时消除，这些做法都治标不治本。因为体内的瘀堵没解决，斑照样还会长出来。

那应该如何祛斑呢？

通过多年的临床实践，我总结出一个"导毒祛斑法"，就是把毒导

出去，把斑化掉。前面也讲了，斑其实就是体内的毒素。

我经常强调，长期健身常出汗的人是不易长斑的，而很少运动，尤其心情不好、天天闹情绪的人，长斑特别快，尤其眼袋下边，也就是我们前面说到的颧骨处，特别容易长斑。肝是身体最重要的排毒器官，肝气不舒是长斑的根本原因，天天生气有怨言，心情不舒畅，觉得工作不顺、爱情不顺，就会导致肝气郁结长斑。所以说，经常运动，是预防长斑的最好办法。

那么如果斑已经长出来了，应该怎么办呢？

我教大家一个古人沿用的祛斑美容方——玉容散，据说杨贵妃也用过这个方子。大家不用担心做法，里面的任何一味药在中药房里都可以轻松地买到，而且不贵。

材料包括：白僵蚕、白附子、白芷各30克，石膏、滑石各50克，丁香10克，冰片5克。将这七味药一起研成细末，每晚上临睡前用医用凡士林调成粥状，擦在脸上，不用擦得太厚，像面膜那样薄薄的一层就可以，每天一次，每次敷的时间不要超过15分钟。为防止出现皮肤刺激或过敏现象，可以先短时间少抹些，在局部皮肤试用，安全后再涂整张脸。

如果你想一次多配一些原料，就像抓中药一样，多抓几服就可以了，但一定要拌匀，加工的时候一定要足够细，可以用细一点的筛子，反复地多筛几次，抓中药的地方就可以帮你做好。这个方子是古方，里面的用量配比是用"钱"和"克"换算而来的，十分精确，所以一定要严格按配比用料。

简单说一下这七味药的原理：

白僵蚕就是养的蚕感染白僵菌死后风干的全虫，听起来很怪，但是在中药中很常见，中药店都能买到。白僵蚕可以祛风通络，有人用白僵蚕涂在脸上治疗卒中后遗症引起的口眼歪斜，也就是医学上所说的面神经麻痹，为的就是疏通脸上的经络。

白附子是辛、热的中药，中医常将此药用于大寒的病症。外用附子，是为了抵消大寒的石膏和寒凉的冰片的凉性。要知道中医的配方也是一门科学，有凉药就有热药，既不会让你因大热身燥，也不会因大寒伤身。我们平时用的爽身粉就是滑石粉，这里用滑石粉和爽身粉的原理是一样的，也是为了拔干、去除皮肤的油脂。

而丁香和冰片，一个理气，一个开窍，说理气不如说是透气药，说开窍你也可以把它理解成是醒脑。涂在脸上的时候，药性可以透过额窦和蝶窦，清香之气直通脑髓，让你用完之后神清气爽。这点也是中药美容的长处，因为中医不只关注肌肤，而且还关注神。

有人曾经问我，玉容散里的石膏是生石膏还是熟石膏？在这里我告诉大家，用生石膏，生石膏在经水调后就会变成熟石膏，效果都是一样的。

有了玉容散，是不是就一劳永逸了呢？当然不是，改善你的饮食和生活习惯，才是我们要说的重点。

易长斑的三个群体

生活中有三类人最容易长斑。

我们先说第一类人。长期吃甜食的人容易长斑，因为热量积聚在体内，长期毛窍不通，脸上的皮脂腺阻塞，引起色素代谢障碍，进而形成斑。最好的办法就是戒掉甜食，然后运动出汗，感觉头面部的汗出透了，毛窍就通了。一个星期两三次，色素就不会淤积在皮下，就会代谢出去。

有人说四川女人皮肤好，是因为吃辣多出汗多，可以让毛窍通畅，但这也得看体质和气候。如果在北方，可能吃辣后满脸都是毒疙瘩或毛囊炎，最后一定会长斑或长痘，因为北方的环境太干燥，湿气少，化解不了那么多热，所以说辣能美容这事，也得看环境。

另外还要看体质。什么体质的人吃辣能美容？是那些大便次数偏多、身体偏瘦一点、需要阳气的人。

当然我们不能指望靠吃辣出汗，现代大部分女性长的斑都是一些浅的色素斑，通过运动出汗，色素就能代谢出去，所以我在这里强调的还是运动。

第二类易长斑的人群比较特殊。许多女性怀孕或生完宝宝后，脸上会长一片片的斑。民间有种说法，怀女孩易长斑，怀男孩不长斑，这是非常不科学的。长斑主要是因为孕期或哺乳期吃得多，热量摄入多，也没有运动，没有给它代谢的机会，或者代谢太慢，皮下毛窍瘀堵，出现色素代谢障碍，才容易长斑。这个时期得进行适度运动，排排汗。不用猛吃大吃，因为你吃的多少，跟孩子营养好不好一点关系都没有，孩子该吸收多少就吸收多少，多余的部分都是你自己的身体吸收了。

像贝克汉姆的妻子维多利亚，生养了四个孩子，她的体型也没变。有人说她太瘦了，其实她的体型很结实匀称，体脂含量很标准，该瘦的地方瘦，也有马甲线，她不会无度地吃营养品进行大补，也不会大肆吃面食和巧克力等，生怕孩子营养跟不上。

最后，讲讲更年期的女性长斑。这和情绪有特别大的关系。更年期本来就是一个非常特殊的时期，尤其是对女性，卵巢功能开始衰退，激素水平分泌不正常。这时候一定要学会自己调节，当出现心慌气短等不舒服的症状或者情绪不好的时候，可以吃安神补脑液，里面不含镇定的成分。如果伴有头晕、头昏、头脑不清楚，可以喝养血清脑颗粒，效果非常好。

总结一下，斑就是体内瘀堵出现的毒素，长斑最根本的原因是生活太紧张，运动太少，代谢太慢，还总不忌口。因此，想防止长斑，第一要多运动出汗，加快代谢，进行排毒；第二少吃高热量食物，少吃甜食；第三辨清自己的体质，肝气不舒是长斑的根本原因，要调整情绪，可对症服用一些中成药。

古方调气血，
养出白里透红的水嫩肌

女人都渴求白里透红的好肤色，这节内容就告诉你一个白里透红的食疗古方。

什么样的肤色才是健康色？中国人的基本肤色是黄色，有偏白的，也有偏棕色的；但如果是偏白色的皮肤惨白，偏棕色的皮肤阴暗发乌，这就说明气血亏，身体不健康，而白里透红的肤色，才是气血充盈的表现，才是健康的自然美。

我有一位女性朋友，年近40岁，一天她来门诊找我，说要在我这儿"走个后门"。开始我以为是托关系办什么事情，刚想拒绝，但随即她拿出一大堆输液的药。我一看就明白了，原来是走关系让我给她输液。医师法对此有严格的要求，没有医师签字盖章的处方药品，一律不予应用，北京对此要求更严格，这不是可以通融的事，更不是钱多钱少的问题，这是对自己的职业负责，当然更是对病人负责。

我看了一下她拿的那些药，有维生素、保肝药，有扩张血管的药，还有可以使血流减慢、使皮肤的毛细血管血容量降低的药。我明白了，这就是所谓的美白针。

我很婉转地拒绝了她，并给她讲清了里面的道理。

人追求美是可以理解的，但不能走极端，保肝药和维生素可以用，但扩张血管和降低血流的药就不可取，药用上去，皮肤的确是白了，因为皮肤表面的毛细血管，原来的青和红色看不见了，最后只剩下白了，这种白是惨白，开始会觉得头晕，最后身体虚得像一片树叶。

这些药的副作用，其实她也知道一些，起初她和大多数喜欢医疗整形美容的女性一样，认为为美付出代价是应该的。我告诉她，以健康做赌注，这个代价未免太大、太不合算了。听我这么一说，她有些动摇，决定不用了，又问我有什么既能美白又健康的办法。

我告诉她不是我有办法，是中医有办法让她如愿。于是我就告诉了她一个古方。

"药王"孙思邈在《备急千金要方》里有这样一个方子：用白杨皮、桃花、白瓜子仁三味中药，温黄酒调服一小勺，一日吃两次。想白就多加白瓜子仁。因为桃花有泻下的作用，如果便秘，还可以多加点桃花的量，这样连续吃 30 天，面部肤色就会变白，连续服用 50 天。

当时她听到这个方子，非常诧异，刚开始还有点不太相信。女人为美一向比较勇敢，更何况听起来这也不是什么稀奇古怪的食材，所以她决定试一下，如果真能达到这个效果，别说一个月，半年她也能坚持。

我给她详细介绍了这个方子的制作和使用方法：

白杨皮不好找，我让她用橘子皮代替。以后你吃橘子的时候，记得不要把皮扔掉，放在阳台上阴干以后备用。用橘子皮或陈皮 400 克、桃花 100 克、白瓜子仁 50 克，放在一起加工成粉，桃花也要阴凉干的，白瓜子仁也就是南瓜子的仁，剥好的仁不能马上用，要在锅里把生南瓜子仁炒成熟南瓜子仁，这样加工的时候也更容易打成细粉。把加工好的细粉装成每包 6 克的小包，每次一包，每天两次。

你也可以每次配制 500 克左右，这样可以吃一个月，每次吃完用保鲜膜罩好，冷藏在冰箱里。

为了对比服用的效果，我的这位朋友还真够细心，特意卸了妆，用手机拍了张照片，为的是和 30 天后的照片对比，观察疗效。

一个月很快就过去了。第三十天，她发给我两张前后对比的照片，连我也觉得有点不可思议。用她的话说，有一种脱胎换骨的感觉。我倒没觉得这么夸张，但给我印象最深的是从她脸上能看出洋溢着的健康和活力。

我给大家说一下这个白里透红方的药理：

用橘皮是为了理气。我们知道统率一身脏腑的首先是气，气通调了，脏腑的功能才会正常。

用桃花粉不是因为桃花是粉色的，脸色就会变红润，是因为桃花的药性下泄，具有通调肠胃的功能。中医说六腑以"通"为用，也就是说只有通，体内的新陈代谢才能正常，才能排旧纳新。本应一天两次的大便，你却两三天也不解一次，旧的不去，新的又怎么能来？有宿便的女性都有体会，皮肤粗糙暗淡，脸上长痘痘，都是常事，内分泌失调就更不用说了。

　　白瓜子就是南瓜子。一般人都知道中医说的南瓜子有驱虫的效果，这里我们按下不提。炒熟的南瓜子可以美容，现在被大家公认，南瓜子里富含蛋白质、不饱和脂肪酸、维生素E、膳食纤维、胡萝卜素，以及钾、钠、铜、铁、钙等微量元素。它的味儿微甜，可以补中气，调脾胃，杀虫的时候还可以解毒，同时还有降糖止渴的功效，对糖尿病病人也能起到辅助的治疗作用。

　　看到这里，想必很多朋友心中早已跃跃欲试。你可以按上面的配伍去用，同时，想白一点就每次再加5克的白瓜子仁。如果平时就有便秘，也可以每次把桃花粉的量加大两三克，依自己的体质而定。

　　那么这个方子有没有副作用呢？有部分女性吃完这个方子说会腹泻，问怎么回事？这是因为桃花有泻下的成分，再加上有些女性身体素质本来就很差，脾胃功能也差，一般阴虚体瘦的这些人易致腹泻，而常有便秘困扰的胖人则正中下怀，能帮助她们通调大便。

　　怎么解决腹泻的问题呢？调整桃花粉的量就可以。易腹泻的人可以将100克改成50克，或更少。你也可以按上面的用药量配比，先少配几服，看吃完后的反应，有腹泻就减量，没有就加量。

　　要说明的是，这是古方，现代人体质不同于古人，再加上药材的安全性，是否有农药残留，这些因素都要考虑进去，如果吃这个方子出现腹泻的同时还有发烧，就一定要停药，并及时就医，不要为了美执意再服，以免伤害自己的身体。

汉方玉颜膏：
不长痘，不长斑，
肌肤零瑕疵

现如今整容已经成为一种时尚，像什么水光针、肉毒素、皮下脂肪填充、祛鱼尾纹、祛法令纹、祛斑等，有专业的医疗美容机构，也有不动针、不麻醉的养生保健机构，总之在广大女性的需求下，诞生了这个很大的市场。高额的费用是大家最头痛的，从几千到几万，甚至是十几万不等，一般工薪阶层还是很难接受的。

站在一个医者的角度，我觉得这些外治美容法，只能美外表，皮肤和脸蛋是漂亮了，但乏、累、困、腰酸、腿痛、失眠、健忘、性生活不和谐等，这些实质的问题并没有得到解决。这种美没有质量，而真正健康的美还要以中医调理体质为基础，只有把体质调好了，你才能散发出由内而外的美、气血充盈的美，医疗美容的效果才能最大地体现出来。

讲到这里我给大家分享一个病例。我通过看病认识一位中年女性，后来还成了好朋友。她是公务员，赚钱不多，是一个很会持家的人，平时也舍不得花钱买那些昂贵的化妆品。她找我来看病，说最近自己的月经量很少，才四十出头，该不会绝经了吧？而且最近脸上还长了不少色素斑，尤其是眼袋周围和颧骨的位置。最近还常失眠，睡觉也特别浅，晚上稍有点动静就再也睡不着，以至上班也没有精神，腰也酸胀，到下午腿就沉，更难受的是夫妻之间的事几乎没有需求，老公开始对她有了意见。

她脉沉细，气血亏；面色灰暗无华，唇色淡；腰酸空痛，腿沉；无性需求。这就是气血亏，导致肾精也亏损，而致肾阳虚，性冷淡。

气血亏的女性，一眼看上去无神，更谈不上阳光。现在十个女性基本有九个气血亏。

气血亏，经络就得不到滋养。我们平时所说的神经衰弱引起的失眠、健忘等，其实都是因为没有强有力的气血支撑造成的。有人问经络和神经一样吗？不要纠结这个问题，我们只要把气血搞懂就可以了。

我让她吃多种维生素类的药片，比如善存、金施尔康之类的维生素药片都可以，每天一次，空腹吃，可以连吃两三个月；同时我给她开了点补气血的内补养荣丸，因为秋季天比较燥，说明书上说一次吃两丸，我让她一次吃一丸，一天吃两次，连续吃了二十多天，吃完这个药后我又让她吃了两盒锁阳固精丸，差不多吃了一个多月，期间如果来月经，停四天，接着吃。

我告诉她在吃中成药的时候，要忌羊肉、辣椒、酒，要多喝白开水，还应适当运动。什么叫适当？以前胸、后背、头面部出汗为度。而且一星期至少坚持四五次，在吃药期间，不喝浓茶和咖啡，少吃或不吃糖。

我还特意教她制作一款非常便宜的面膜，让她在家里用。这个面膜就是玉颜膏，在清代的《医宗金鉴》里有记载。

制作方法是这样的：先在网上买一台粉碎机，再买一个很细的箩，过筛子用，要孔径小一点的。把绿豆打成粉，多过几次筛子，取适当的绿豆粉，用开水冲，边冲边快速搅拌，搅拌成粥状就可以，等充分晾凉后，加入一支维生素 C 针剂。一支维生素 C 针剂的量是两毫升，500毫克，每次一支就可以，再次搅拌均匀。这就是玉颜膏的制作过程。

外用的时候，把手洗净，直接把它糊在脸上，薄薄的一层就可以。一般上班的人都比较忙，吃完晚饭后外敷，二十分钟就可以，到时间后把脸洗净，不要再用化妆品，在脸上喷点补水剂就行。可以连续用，也可以每天一次，连续用半个月。

我的这位朋友经过这样内外一调一治，差不多也就半年时间，她的那些腰酸、失眠的症状全都没有了，又恢复到了年轻时候一躺下就能睡着的状态，整个人的精气神都变了。她的月经前三天量还可以，整个经期时间也能持续维持在四五天左右，能到这种程度，她已经很知足了。

最让她感到惊喜的还是脸上的斑。原来医生也给她诊断过有脂溢性皮炎和毛囊炎，鼻翼两侧还有很多黑头，从开始用这个面膜，这些情况全没有了，她现在几乎不用厚厚的粉底去遮盖，每次只用洗面奶把脸洗净后，轻轻地化一点淡妆就很美。

她问我这个面膜有消炎的作用吗？我告诉她，绿豆的作用就是清热解毒，其实跟消炎的作用大同小异。

我在之前出版的一本书里提到过这个方子，有很多读者在用。有个读者用完后出现了过敏的现象，她还在网上找到我们单位的电话，跟我说自己的脸都肿了。这是因为她是特殊的过敏体质，而且自己又是睡前外敷，一夜不清洗，一直到早上起床洗脸的时候才发现脸肿了。所以在这里我要提醒大家，外用这种面膜的时间最长也不要超过半小时，因为长时间的毛窍不通，即便是不过敏的体质，也易出现过敏的现象，大家一定要注意。后来我告诉这位读者，过敏红肿外用芙美松乳膏涂抹患处就可以，结果只用了两次，就完全恢复了。

大家在买绿豆的时候，不要买那种个头大，又很均匀的，因为越长得好的豆子越容易有问题，什么施肥多、用农药多、转基因等，因为只有这样收成才好。所以一定要买个头小的那种农家自产的绿豆，并且是还可以生豆芽的绿豆，因为要用在脸上，所以一定要用最天然、最安全的。

还有很多读者致电说维生素 C 针剂买不到。的确不好买，因为药房里不售这种针剂，到大医院里医生更不会给你开处方，让你把这种输液用的针剂带回家，所以说你只能去个体诊所找医生开。如果实在买不到，也可以不用放，只用绿豆粉做面膜就可以了，这个方子是古人所创，他们那时候都不知道维生素 C 是什么，但能沿用下来，就说明是有疗效在的。

不同体质的
聪明进补食疗

　　冬季，人体处于"封藏"时期，此时服用补品补药，可以使营养物质更易于吸收，发挥更好的效果。民间有句谚语，"今年冬令进补，明年三春打虎"，意思就是冬季补好了，下一年身体会很棒。

　　但是进补不是乱补，要根据自己的体质来。现在我们就讲一讲不同体质的人在冬季该如何进补。针对不同体质的人，我会分别给出不同的食疗方案。

　　中医将体质分为九种，首先是平和型，这类体质是最理想的。其他八种分别是：气虚体质、阳虚体质、阴虚体质、痰湿体质、湿热体质、血瘀体质、气郁体质、特禀体质（特禀体质一般是指易过敏型体质），这八种体质都是不健康的。我们往往并不是单一体质，很多时候是多种体质并存的，比如有的患者既是血瘀又是阴虚，同时还伴有痰湿，这种情况很常见。

这九种体质中，我们选三种最常见的体质给大家讲一下在冬季如何进补。这三种体质分别是气虚体质、阳虚体质和湿热体质。

讲这三种体质之前，我先说一下平和型体质。这类体质是我们调理体质的终极目标，我们调理体质的目的就是为了把自己调理成平和型体质。平和体质的人总是精力很充沛，心态也很好，很少生病。这类型的人在冬季进补时，多吃温补性的食物就可以。选择的范围比较大，比如人参、党参、大枣、燕窝、牛肉、羊肉等，这些食材偏温，对平和型体质的人来说，冬季多吃一点没关系。这种体质因为没有特别需要改善的地方，我们就不多说了，如果你属于平和型体质，继续保持自己的生活习惯就好，要珍惜自己拥有的好体质。

气虚体质要善用人参和黄芪

气虚体质的人在冬季进补很必要。这种体质的人典型的特点就是老觉得累。下班回到家，第一件事就是往床上或者沙发上一躺，一躺就是半个小时，要不然缓不过来劲儿。还有患者说，为什么我睡了一天，还是感觉累？气虚体质的人容易疲劳、气短，易出汗，除此之外，还爱感冒。更严重的，会出现内脏下垂，像胃下垂、脱肛、女性子宫下垂等症状。气虚的人一般脾也不太好，我们在前面讲过，脾是气血生化之源，脾不断地消化吸收食物的精华，然后转化成气血。所以气虚的人应该多吃一些益气健脾的食物，像人参、山药、桂圆、粳米、鳝鱼、牛肉等。秋冬季节多萝卜，但是气虚的人要少吃这种耗气血的食物，特别是生萝卜。

人参和黄芪是公认最好的补气中药材，在这里给大家推荐两款食疗方。一个是人参莲子汤，用 10 克人参、10 枚去芯的莲子，再加少量冰糖一起放在碗中，加水没过食材，隔水蒸一个小时，然后喝汤吃莲子。另一个是黄芪桂圆鸡。准备一只家养的小公鸡、10 克黄芪、50 克桂圆，另外可以根据自己的口味爱好，加点香菇、冬笋等配料。小公鸡焯水去血沫，起锅烧油放入姜末，然后将切好的鸡块、黄芪、桂圆下锅翻炒一会儿，加水，改小火慢炖，吃肉喝汤。这两个食疗方对益气补虚很有帮助，气虚体质的人冬季可以时不时做上一顿。

阳虚体质食补有方

上面讲到的气虚体质和接下来要讲的阳虚体质，是最适合冬季进补的两种体质。阳虚体质最大的特点是怕冷。常年手足冰凉，不敢吹空调，用中医的话说，就是身体产生的热量不够。这类患者中，年轻女孩和老太太偏多。夏天穿着长袖长裤，冬天裹好几层，遇到冷就拉肚子，经常感到肚子凉、膝盖凉。这类人的舌头颜色比较淡，舌头看起来有点胖，边上有齿痕。现在阳虚体质的人很多，为什么呢？都是因为吹空调、吃冷饮、熬夜这些现代的生活方式造成的。

民间有句谚语："家备小姜，小病不慌。"姜对阳虚体质的人来说可谓佳品，可以做饭炒菜时多放些姜丝。在冬季可以多吃一些羊肉、板栗、糯米等温补的食物，一定少吃寒凉食物。在这里我推荐阳虚体质的人多喝当归生姜羊肉汤，多吃涮羊肉。

当归生姜羊肉汤这个方子在我国中医四大经典、张仲景的《金匮要略》中有记载，它有温中散寒的作用，可以补充身体的阳气。驱寒的同时，还能补血，特别适合冬天食用。

可以用 20 克当归、30 克生姜、500 克羊肉，将当归和生姜用清水泡软，切成片状备用，将羊肉过开水，去血水后捞出来，切成一片片的，然后把当归、羊肉、生姜一起放在砂锅中，大火炖烂就可以。这道汤简单方便，阳虚体质的人可以抓住冬季好好进补。

湿热体质进补以清淡为宜

湿热体质的人在冬季进补时稍微一不注意就会上火，比如上面的当归生姜羊肉汤，湿热体质的人吃完雪上加霜，会便秘长痘。这是因为湿热体质的人本来就容易长痘，甚至三四十了还在长青春痘。这种体质的标志之一就是满脸长痘，口舌生疮。

三四十岁了还长青春痘，是真的还年轻吗？

当然不是，这是因为不健康，体内有湿热，表现在皮肤上就会长痤疮。女孩子爱长额头两边，男孩子爱长在胡须周围。当吃了羊肉串、水煮鱼等上火的东西后，第二天满脸都是痘，还有的长脓包，甚至有的人除了脸上长，脖子上也长，甚至连头发里也可以摸到。

此外，湿热体质的人还易长湿疹和口腔溃疡，所以这部分人在冬季进补的时候要注意了。酒是形成湿热体质的推手，湿热体质的人首先要限制饮酒次数。饮食应以清淡为主，适合吃冬瓜、薏仁、苦瓜、空心菜等，而对于辛辣燥热、大热大补的食物，像生姜、牛肉、羊肉、蒜等，尽量避免食用。在这里我推荐一道鲤鱼冬瓜汤，用 500 克冬瓜、250 克鲤鱼肉，放在锅里一起炖煮。可以先将冬瓜炖煮 10 分钟，然后加鲤鱼炖5分钟，出锅撒上葱花，滴入香油，就可以食用了。鲤鱼和冬瓜清热利湿的效果非常好。

有人会说，我是湿热体质，但是我控制不住想吃火锅吃涮羊肉，怎么办呢？这个时候可以在吃完后喝点金银花露之类的凉茶挽救一下。

第四章

美由心生，
调情畅志的终极
养生之道

。

女人 99% 的疾病都是气出来的

肝气郁结，小心乳房出问题

每天保持良好的心态，肝气就会得到疏泄，即便是不吃药，生活带给身体的创伤也会自愈，你也会活得有滋有味，再也不会怨天尤人，觉得自己命苦。

每年惊蛰过后，很多人会明显感到自己变得容易烦躁、易怒，这是春季肝气盛的缘故。如果我们不注意调理，也不能保证充足的睡眠，肝气盛就会变成肝阳上亢，情绪就会变得起伏不定，那些平时就患有高血压的病人更容易诱发眩晕症，女性最易诱发乳腺疾病。

我在门诊遇到过很多女性，靠吃三七粉来调理身体。但很多人都是在乱吃，根本没有掌握好用量、服用方法，也不根据体质用药。其实，如果能正确地使用三七，女性的乳腺问题能得到很好的调理。我们都知道，人有七情，怒、喜、忧、思、悲、恐、惊，七情可以致病，怒伤肝，喜伤心，惊、恐伤肾，悲伤肺，思伤脾。其实七情的调节主要是靠肝，这就是中医所说的肝主疏泄的功能。也可以说，肝是身体内最大的一个交通枢纽，身体的各个脏器是否畅通都需要肝的疏泄，肝的疏泄性能是否正常始终和一个字关系最密切，那就是"通"。

有人说，女人心眼小，动不动就着急、生气，就会容易生病。这也不是没有道理，因为着急生气，最容易形成"结气"。正如汉代《金匮要略·妇人杂病脉证并治》中指出："妇人之病，因虚、积冷、结气。"意思就是导致女性的疾病有三个原因，一是虚，二是冷，三是气，把"结气"列为三大病因之一。那这个"结气"到底是结的什么气？毫无疑问，就是肝气。

现代女性的社会地位越来越高，承担的责任也越来越多，同时烦恼也会增多。下班了要辅导孩子的功课，再忙再累也要洗衣服、做饭，一样也不能少，还要关注自己的老公和哪个女人关系密切，生怕他发生外遇，这能说是心眼小吗？这是女人对家的依赖和责任感，在离婚率这么高的今天，生气肯定是家常便饭。

生气就是怒，把这个字拆开细看一下，女、又、心形成怒。为什么经常发怒就会伤肝？当你生气的时候，先肋下胀满疼痛，两胁就像压了块大石头，一个劲儿地长出气，而右肋下就是肝区，这就是肝区胀满疼痛，痛不定位。

本来自己心里生气已经够苦了吧，可为什么嘴里也苦得像吃了黄连？肝气郁结有个非常容易判断的方法，就是嘴苦。这是因为肝木克脾土的缘故，这时候的肝就像是一把利斧，而脾土就像是一个娇嫩的小树苗，一斧头下去，哪里还有什么生机？脾胃相连，苦是因为影响到了自己的胃口，消化功能异常，自然会觉得嘴苦。

如果情绪长期得不到缓和，最终收获的是什么呢？那就是肝气郁结导致的乳房肿块。很多女性感触最深的一点就是，如果总是吵架生气，原本乳腺有问题的地方就容易加重；不生气，心情愉快的时候，不用吃药，肿块也会慢慢减小，但小归小，能彻底消下去的却很少。生不生气是由肝决定的，如果说你的脾气总是不好，总是因为各方面的原因引起自己肝气不顺，在这样的情况下，乳房肿块的这个"气结"也会越长越多，时间长了还会纤维化，就会更难消下去，需要靠消导之类的中成药，比如百消丹、乳安片、乳癖消等来疏肝理气，软坚散结。

三七 + 丹皮，疏肝行气结节消

防治女性乳房肿块最重要的一点就是要疏肝气，软坚散结，散结就需要活血，才能把结打开。说到这儿，我要专门提两味中草药，一味是三七，另一味是丹皮。

三七多产于我国云南、广西，根茎入药。味甘，微苦。散瘀止血，消肿定痛。

丹皮又名牡丹皮。多产于安徽、山东，根皮入药。清热凉血，活血化瘀。

很多人吃三七是因为三七有活血的作用。至于丹皮，大家就比较陌生。丹皮可以清火，明目，散结，消肿，在这里用丹皮，尤其看中了它可以清肝火的功效。

调治女性乳腺病，同样是使用三七粉，吞服或冲服粉剂容易刺激胃，你可以把加工好的细三七粉装成空心胶囊，每粒约 0.5 克，一次服两粒就可以，一天两次，要在饭后一个小时服用，15 日为一个疗程。

为什么现在很多药都制成胶囊剂？道理很简单，胶囊的壳大多是大米做的，吞到胃里后，是壳先接触胃部，这样做既不伤胃，吸收又好。

送服三七胶囊的水可以用丹皮泡的水，丹皮每次的常用量在 10 克左右，10 克可以分两次泡。要想把干燥的丹皮泡出药性，必须用开水，我们可以先用开水冲泡，头一遍倒掉，然后再放到保温杯里泡十几分钟后再喝，这样浸出来的药味浓，药性强。

丹皮水送服三七胶囊，是在引药入经的同时，利用丹皮清肝经热，泻肝火，还可以散结块，真是一举多得。很多发火的女性喝完丹皮泡的水，眼胀、眼涩和嘴苦的感觉很快就会减轻。

常用的三七大多是田三七，三七还有个别名叫"金不换"，意思就是纵有黄金千两，也换不来三七活血化瘀的治疗功效。

以前给病人看病，我经常会让她们自己回家，把一些中草药加工成粉。有人说，手工没办法操作，到中药房里因为量太少，人家嫌麻烦不给加工。其实打粉也可以用榨汁机，几百元一个，再买一个比较细的筛子过几遍，就可以把中草药加工成很细的粉，越是量少越容易操作。

生气了别人不心疼自己，自己一定要学会心疼自己，因为生了病，受罪的还是自己。

需要注意的一点是，不管什么样的中成药，不一定适应所有人的体质。在用三七的时候，如果在月经期，一定要停药；如果用三七的时候，不该来的月经突然不期而至，也应该停药；如果出现鼻出血、牙龈出血或咽喉肿痛，也需要停药。另外，体质弱，患有贫血或低血压的女性，常有阴虚盗汗的情况，也不要服用三七，应该先培补正气，等正气旺盛充足的时候才可以用。

我们在用一两味药调理身体的时候，看重的是药味少，副作用小。一两味中药不是一大堆中草药汤剂，因为药效轻、缓，最适合调理生病前的症状，这也正是中医所说的"上工治未病而不治已病"的道理。

常按膻中穴，赶走不开心

　　女性的气机运行，首先从两乳开始。像哺乳的时候，妈妈吃进去食物，吸收了之后会在此汇聚成乳汁分泌出来。如果不哺乳呢，汇聚的乳汁就会顺着三焦下降到子宫，最后变成经血排出。

　　两乳头之间的胸口位置是膻中，也叫作心包。"心包，喜乐出焉。"心情好与不好，都是这里管的。所以当你心情不好的时候，马上按揉膻中穴，也可以让情绪得到及时的疏解。

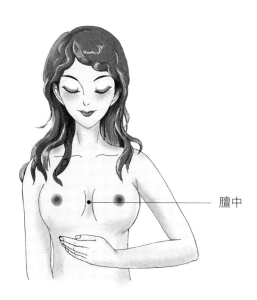

膻中

　　膻中穴是女性最重要的情绪调节开关，长期按揉膻中穴不仅可以化解不开心，还能预防乳腺疾病、胸闷胸痛、心悸心烦、气喘咳嗽等症状。

　　如今乳腺病已经成了女性疾病的常见病，像那些因为乳腺肿块而导致病情恶化的女性，如果能提前预防，也不会遗憾终身。

乳腺疾病的三个发展阶段

在这里我教大家一个检测乳腺疾病从轻到重的"三步曲"，有乳腺问题的女性可以对照一下自己处于哪个阶段：

第一步，一生气就胀疼。中医讲七情可以致病，怒伤肝，喜伤心，惊、恐伤肾，悲伤肺，思伤脾。而动不动就生气、发怒的人，非常容易导致肝气不舒，郁积的气堵住乳房的经脉，气血阻塞不通，就会出现乳房肿胀疼痛的感觉。生气、按压时疼痛加剧，这就是中医上所说的"不通则痛"。

第二步，乳腺增生。郁堵的气结不及时疏导，会使病情加重，在乳房中形成包块，就是我们常说的乳腺增生，中医称为"乳癖"。

第三步，乳腺肿瘤。如果出现了以上两种情况，仍然疏忽，不当回事儿，再往后发展就是乳腺癌。

肝气郁结的
自检自测 + 调理

简单来说，判断自己的肝气是否有问题，有四种方法：

第一，肋胀。要跟胸部胀满区别开来，常有女性月经要来的前几天感觉胸胀，但月经来后胸胀就会消失，这很正常，这不是肝气郁结。肝气郁结的胀痛不是胸部，而是两侧肋下，肋下胀满，甚至有刺痛，痛不定位，一会儿这儿痛，一会儿那儿痛，这也跟肋间神经的分布有关，这就是中医所说的胁肋胀满疼痛。

第二，嘴苦。这是因为肝气旺盛滋生了肝火，克伐了脾胃，影响了消化导致的。而经常性的嘴苦，就跟吃了黄连似的，苦得难受，这种人一般都爱嚼口香糖，一般早上起床后嘴苦更明显。

第三，耳鸣。耳朵里老是响，像蝉鸣一样，而且两个耳朵都响，这是因为肝阳上扰清窍导致的，清窍其中就有耳朵。

第四，眼干涩，眼胀，甚至是短暂的视物不清。眼睛干涩时，会需要经常点氯化钠或珍珠明目眼药水保健。眼干涩、眼胀，眼肌就容易疲劳，人就打不起精神，易困，但睡觉还不踏实，还容易做噩梦。

如果出现以上四种状况，那就是在提醒你体内肝气郁结了。这是为什么呢？

肝脏这个器官特别重要，像糖、蛋白质、脂肪、维生素、胆汁等，都需要肝脏的合成，可见它的重要性。

中医讲肝"体阴而用阳"，意思就是肝脏本身要靠阴血去滋养，阳就是升发、疏泄的功能，所以肝气要通，不能堵，不能结，就像不管是环路还是立交桥，不通就会紊乱生病。

不通的时候，肋下的肝区就会胀满。我们都说肝胆相照，其实就是母病及子，影响了胆汁的排泄，从而出现嘴苦的症状。

肝属木，脾属土，肝木可以克脾土，最简单的理解就是生气了不爱吃饭，消化液分泌不正常也会嘴苦，所以说肝就像是一把利斧，而脾土就像是一个娇嫩的小树苗，一斧头下去，就会伤及无辜。

肝气郁结的人为什么会耳鸣？有两种耳鸣需要区分：一种是蝉鸣音，就像夏天知了叫的声音一样刺耳，这种蝉鸣音就像在你耳朵的"枝头"，挥不去也赶不走。工作忙的时候感觉不出来，就怕一个人静下来的时候，越响越烦，越烦就会越休息不好，这都是肝气出现了问题；另一种是像机器的轰隆声，一点也不清楚，昏昏沉沉的感觉，这是肾虚引起的耳鸣。

如果诊断为神经性耳鸣，西药常会用脑血管扩张剂、神经调节剂治疗，但中医治疗重在疏肝理气。我前面说过肝"体阴而用阳"，而所谓的肝阳上亢，亢就是过，需要把过亢的肝阳按下去，耳鸣就能得到缓解。

眼干涩发胀也是因为肝气过旺出现的症状。过度发脾气耗伤肝阳，起初气很足，理直气壮，但蔫下来的时候，出现手脚心热，盗汗，甚至四肢乏力，腰腿酸软，这是因为肝肾同源，是怒先伤肝，然后累及到肾。肝在上为上游，肾在下为下游，上游受到污染，下游自然也不会逃脱厄运。

综合上述一些症状，我们做一个肝气郁结的归纳。胀是肝气滞；口苦是肝气郁；耳鸣、头昏、噩梦是肝阳上亢；腰酸痛、五心烦热、盗汗是肝肾虚。也就是说，滞、郁、亢、虚是病在肝的四大要素，明白了病因，选择性地口服一些中成药丸调理，或是吃一些保肝的药，会使这四种状况得到缓解。

如果感觉肋下胀满疼痛的时候，可以吃疏肝丸或龙胆泻肝丸来安抚。肋胀明显吃疏肝丸，口苦明显就吃龙胆泻肝丸，这些药能给肝气一个合理疏泻的途径。肝肾阴虚症，可吃六味地黄丸。但我忠告大家一句：在吃药的同时，不要再让怒气继续伤害自己的肝脏，否则虽有药力也不能回天。

药治是一个方面，调节情绪才是最根本的，先要学会制怒，因为怒是伤肝的源头。可以散心，有条件的还可以出去旅游，保持舒畅的心情才是治疗这种病最好的良药。一定要在快发火的时候，先长出几口气把火压下来，心情平静下来后调匀呼吸，就等于成功粉碎了怒对肝的一次进攻。女性如果感觉乳房有刺痛或处于乳腺结节的早期，可以先吃几盒乳癖消，把积起来的结散开。

心情莫名抑郁，喝郁金

我先给大家讲一个故事。

我以前的邻居是一位大姐，他们一家经常吵架，因为住的是楼房，每次在我家总是听得清清楚楚。她和我爱人关系不错，我爱人听见了又不可以装聋，就难免会去劝架，去说和。

有一个周日，我在家休息，邻居家又开始吵架，摔碎东西的声音不绝于耳，想着他们都在气头上，我就没有马上去劝阻。正好家里有朋友让带了几服疏肝理气的药，打算星期一给人家送去。我打开中药包，挑出里面的几片中药——郁金，用开水冲泡了一杯郁金水，坐在家里静候，大约20分钟后，邻居家风平浪静，我便拿起这杯泡好的郁金茶敲门进去。

一开门，首先看到的是狼藉满地。我也没多说，只管把泡好的郁金水递上去，对那位大姐说："吵累了吧，先喝杯茶，消消气。"也许是真的吵累了，正需要水补充，她也没看是什么茶，拿到手里一股脑儿就喝了下去，喝下去后才回过味儿来，看到杯里剩下的郁金问我："你这是什么茶呀，怎么这个味？"

我告诉她这是求"和"的郁金，就这样话题慢慢转到了茶上，聊着聊着，她与丈夫两个人的气也消了一半。其实两个人吵架为的都是一些琐碎小事，根本就没有什么大是大非，但两个人的脾气就像一团火，一点就着，吵完了两个人也都觉得后悔，可在当时就是控制不住自己。

一经了解才知道，大姐本身就脾气不好，又因为经常吵架，总是肝区痛，也做过检查，有脂肪肝和胆囊炎，她也经常嘴苦，医生给开了几天的消炎药和消炎利胆片，吃了会好一点，但只要一生气，准会再犯。

真是歪打正着。我告诉她，郁金是可以疏肝解郁的中草药，而且对她的肝和胆都有好处，可以经常喝一点，以后在压不住火的时候可以喝一点，当然最好是能不吵就不要再吵，吵完了既伤身，还要吃药，何必呢？

也许是心理的作用，这位大姐有一天找到我的门诊，让我再给她开点郁金，说是泡茶喝，她说这药管事，能治她的病。我让她吐出舌头，一看，舌尖红，舌体发青，舌下的脉络（毛细血管）青紫也很重。她说自己经常嘴苦，的确有用药的必要。我就给她拿了50克郁金，并告诉她，每次只用五六克，相当于四五片左右的中药饮片，开水冲泡服用。

郁金产于我国南部和西南部，干燥块根入药。活血止痛，行气解郁，清心凉血，利胆退黄。

我们买到的郁金都是中药饮片，因为是切开的片，我们一眼就能看清里面的瓤，略呈半透明状。郁金是一味可以行气解郁的药，能缓解肝区的肋部胀满疼痛，有疏肝止痛的作用，用了自然会舒服很多。

《本草经疏》中称郁金为"血分之气药"，活血的时候还可以行气，说得非常恰当。调理女性的气和血本来就很重要，用郁金疏肝气就显得更为重要。

除了疏解肝气，郁金还有另外一个作用——利胆。

郁金的确能治胆囊炎，也正是其利胆的作用，可以促进胆汁的排泄和分泌，抑制胆囊中多种微生物的生长，所以说郁金对胆囊炎引起的胆道不利，效果的确不错。我们用郁金是因为它能解郁降火，清利肝胆。不过，郁金的药性偏凉，无论什么凉药都不能多服常服，以免损伤肠胃。

有一位40多岁的女性患者，家财万贯，钱多了，烦心事也多。她患有轻度肝囊肿，医生诊断为良性肿，现在这种疾病很普遍，不用紧张，但也要记得疏泄，不要生气，要常吃护肝片，定期做检查。但不让生气就能不生气吗？事逼到份上了，气不生还不行，每次稍有动气，肋部就会胀痛，护肝片吃多了好像麻痹了一样，根本不管事，怎么办？我就让她改吃加味左金丸。

加味左金丸药性强于单味药郁金，药一旦制成丸剂成方，所调治的就是病，而不是症状了。这位患者说药吃下去两次，肋就不胀痛了，本来自己的胃也不好，以前生完气后，胃也会痛，甚至还想呕，没有食欲，但吃完加味左金丸，胃口竟然也好多了。

加味左金丸的用法是一次一袋，一天两次，饭后半小时服用，连服 15 日为一疗程。西医治疗肝囊肿也没有太好的方法，中医调治则是疏肝解郁，再加上调整好自己的心态，我相信很多病都会慢慢得到改善的。

　　只要涉及用药，不管是一味药，还是中成药，用药就得对症。药不是食品，不管是处方药还是非处方药，用的时候一定要做到知其药性，知其副作用，什么药都不能常服久服，切记。

30 岁养心的女人，
容颜永驻

心脏不太好，千万别小瞧

中医讲，医者调整好自己的气息，一呼脉至，一吸脉再至，呼吸定息，脉来四至，乃和平之准则也。意思是说，你把手放在自己的脉搏上，完成一呼一吸一个循环动作，如果在一呼一吸一个循环动作完成，脉搏共跳动四下，这就说明你的心律正常。

为什么呢？

因为人每分钟的呼吸在16～20次，这个数乘以四，就是六七十下，最快也不能超过80次，这就是正常的心律。按这个方法，你可以细细体会一下，自己的心律是不是正常。

当我们感觉到心口堵或心慌的时候，一般到医院看医生都习惯性地先去做心电图，除了心肌的病变，大多数心电图是查不出病因的。这时候，医生为了进一步检测你的心律，还会让你再背一个查心电图的盒子，这叫24小时动态心电图，如果还查不出问题，医生也不建议你吃什么药，只能回家休息，或者找中医调理一下。

有病人说这几天经常泡酒吧，一个星期都要去三四次，甚至还不止。还有患者说，最近总是加班做文案，没有办法，快到年底了，业绩考核，有关年终奖的大事，老婆孩子还等着这个钱去海南过年呢，于是就跟拼命似的，没日没夜地加班。刚开始只是感觉到心跳加快，一呼一吸在90多次或者是100次左右，会感觉到胸口闷，胸口像压着一个东西一样，喘气都不舒服。

这些症状都是因为劳累耗伤了心血，心血虚就会引起心慌、心悸和气短。晚上睡觉躺在那里，本来就睡得晚，别人累了躺下五分钟就能睡着，你躺在那儿一个多小时都睡不着。好不容易睡着了，稍有一点动静就被惊醒，结果这一整晚算下来也不过睡了三四个小时，其实就连这三四个小时都不能达到深度睡眠，睡着了就跟演电影似的做梦，一篇接一篇。其实，这些症状都是心脏在抗议，为了让你不过早地患上心血管病，你一定要接受它这种善意的抗议。这些年，职场中因为心梗年纪轻轻就过劳死的案例太多了。

养心安神，试试柏子养心丸

对于调理上述所说的情况，中医要比西医办法多，可以用柏子养心丸，里面有宁心安神的柏子仁、酸枣仁、远志，还有补气的黄芪，补血活血的当归、川芎等。这种药可以吃水丸，一次6克，也就是60小粒，饭后吃，一天两次就可以。如果你的体重比较轻，在50公斤左右，可以先吃一半剂量，最多调理一个星期就可以，不要常吃多吃。

因为这个药里还含有少量的朱砂，朱砂可宁心安神，但有小毒，不能长吃多吃。为什么我要把这个药说得更详细一些呢？因为这个药是处方药。还要提醒大家，在吃这个药的时候，像咖啡和浓茶之类的东西就不要再喝了，甚至包括像红牛、脉动之类的含有咖啡因成分的饮品都不要喝。当然，哺乳期的女性也不能吃这个药。

在这里给大家一个服药常识，在吃处方药的时候，一定要看清上面的注意事项，要严格遵守服药的禁忌。

柏子养心丸这种处方药有时候还要找医生开，如果觉得麻烦，也可以吃非处方药，比如乌灵胶囊、养血安神口服液这类非处方药，效果也很好。非处方药比较安全，就没有那么多的注意事项和禁忌。但药不是食品，什么药都一样，不能把自己的健康全赌在药上。还是那句话，三分治，七分养。

日常养护，胜过一切保心丹

我们前面说到引起心慌和心悸是有原因的，而我始终都不喜欢急功近利的工作。

人一定要统筹安排好自己的作息，干什么事都得要有计划。什么时候起床，今天要拜访几个客户，什么时间去健身，什么时间管孩子，什么时候回家，什么时候睡觉；甚至晚上跟朋友去聚会，喝多少酒都得定个量，都得要安排好。

有人说，这根本就不可能做到。我告诉你，20岁、30岁时你可以做不到，但到了四五十岁，患上了高血压、高血糖、心脏病的时候，你想这么做都力不从心，健康的事儿，是没地方买后悔药的。

引起心慌和心悸症状的还有其他原因，要想避免这些情况对我们身体造成不可逆的损害，每年都要定期检查身体，如果有高血压，就老老实实地吃降压药。

有很多人说，我健身，没有任何症状，根本不需要吃药。我告诉你，你的心脏冠状动脉和脑血管里最微小最细的血管损伤，肉眼是看不到的。等你哪天突发心梗、脑出血、脑血栓了，你就会对这个事理解得比谁都清楚。

其实这些年我们身边这样的例子太多了，30岁心梗上支架的，40岁脑血栓生活不能自理的比比皆是。

每年在体检的时候，如果查出了血脂高，就不要再吃那些卤煮内脏；不要吃得太咸；不要再吃那些腌制的食物。

有什么比较好操作的食疗方吗？有！用半个银耳，加适量的龙眼肉，找一个砂锅，小火慢炖半个小时左右，再放入5克左右的莲子心，煮十几分钟，最后放入少量的白砂糖。在体力和脑力劳动过多的时候，常喝这样的饮品，可以宁心安神，调补气血。

心情不好，情绪多变，
小心月经紊乱

心中急火起，"大姨妈"也暴躁

我遇到过一个南方来的女性病人，也就 40 来岁，每次来月经总是提前，每个月都要提前一个星期左右，而且还总赖着不走，一般都要持续十几天。她找到我，是因为这次月经都 20 多天了，还是没有完。因为月经的问题她做过多次彩超，检查后发现子宫内膜没问题，抽血检查激素水平也正常，血常规也没问题，几乎查不出什么毛病，所以才来看中医。

治病求因，我了解后才知道，她这次月经反常跟家里亲人突然生重病有关，她自己太过着急，一着急月经更紊乱。

她身上有一点好的地方是，虽然她每个月月经要经历这么长时间，而且量还不少，但并没有引起气血亏，血红蛋白也还正常，这说明她平时的身体素质还不错。的确，她本来就很爱运动，当学生的时候底子就好，经常跑步、做瑜伽、打羽毛球，这就是我们写病例常说的"既往体健"，意思就是身体底子好。

这也说明她这次月经迟迟不结束全是一股急火惹的。

我一摸她的脉象，明显是玄脉，同时还伴浮数脉。我们说过玄恰似按琴弦的弦，摸她的脉就如同按到琴弦一样，绷得比较紧。而且她玄脉在寸关尺脉的中间关脉，关脉主肝气，本身弦脉绷得紧就是因为肝气太旺，这就说明她的肝火已经很旺很旺了。

浮脉是说脉位浅，就在表层，数脉是脉跳得比较急。浮数脉也主肝火，日久伤肝阴，致肝阴虚。讲到这里我多说一句，大家不要认为把脉有多难，其实大多数人是可以自学的，学会把脉之后，能随时了解自己的身体状况。

这位患者是典型的肝阴虚，虚火旺，肝阴虚血不得控，火气下行流注下焦胞宫，导致冲任二脉受损，月经不调。

情绪调理配药疗，"大姨妈"一切安好

上面的女性是典型的阴虚内热的体质，很多女性都是这种体质。阴虚的人易出汗，尤其是晚上睡觉盗汗严重，手脚心热，心烦失眠，典型的五心烦热。

因为她的病先由肝引起，我让她先吃两盒加味左金丸，先调理肝气和脾胃，最后再吃两盒知柏地黄丸养阴清虚火。两种药先后加起来她差不多吃了半个多月，吃完之后她的月经就转至正常了，而且她原来以为的那些提前进入更年期的心烦、失眠和盗汗的症状也竟然全都好

了,说真的,原来她不太相信中医,这次她是真心臣服。

我们看一下加味左金丸的成分,里面有舒肝的郁金,强理气的青皮,香附、木香、陈皮、枳壳、延胡索也可以理气,还有和解少阳、内泻热结功效的柴胡,调脾胃的白芍和清湿热、泻火的黄芩和黄连等。这个药里几乎一半成分的药都是在理气,而且是理肝气,所以它专治肝郁化火引起的急躁易怒。肝火大必定会克伐到脾胃,引起胸脘痞闷,嗳气,打嗝,吐酸水,所以把这个加味左金丸列为首选。

两盒加味左金丸下去,肝郁和火梳理得差不多了,就开始从根上养肝阴清虚热,养阴清热一定少不了知母这味圣药,其中还有熟地黄和丹皮,再佐以清湿热的黄檗、泽泻,其中还有健脾利湿的茯苓、山药,这就是可以滋阴清热,治疗潮热盗汗、耳鸣遗精、口干咽燥的知柏地黄丸。中成药调治身体一般半个月一个小疗程,这四盒大蜜丸吃完差不多就半个多月,时间差不多一个小疗程,自然药到病除。

常有病人问血热下行这种情况应该怎么避免?其实避免发生这种情况很容易,就是不发脾气,不上火,遇事不能着大急。

人常说四十不惑,也就是对人生的理解和态度应该更加明确,到了这个岁数的人处事之前应该先看结果,也就是先预测结果,在事情刚发生之前就基本上已经看到了结果,那么着急、生气、冲动等就完全没有必要,就应该泰然处之。人到了四十多岁应该越活越明白,"明白"其实就是有自己正确的三观,只有明白了道理,自己的身体才不会受到伤害。

尿血没有那么可怕

还有这样一个病人，发病原因跟前面的那个女性差不多，因为老母亲突然去世，自己未能在膝前尽孝，心里说什么也接受不了这个现实，结果一股急火，再加上没有吃好睡好，悲伤过度，又忘记喝水，突然开始尿血，也就是中医所说的血淋症。

因为她找我看了很多年的病，我们很熟，她也比较相信我，就没有去医院，直接给我打电话说明症状，问我吃什么药。我告诉她可以吃分清五淋丸，这是一种中成药的小水丸，一袋6克，一天三袋，饭后一个小时吃。吃这个药的时候，忌食一切酒、辣椒、牛羊肉之类的辛热之品，一定要多喝白开水，多利尿，多休息。同时我也宽慰她人都没了，再把自己也搞垮进了医院，解决不了任何问题，自己好好思量一下。几句话点到了她的内心深处，她照我说的去做，也就两三天的时间，症状逐渐转好，后来就完全正常了。

在唐代，中医大家孙思邈写的《备急千金要方》中就有五淋的记载，其中五淋包括热淋、石淋、血淋、膏淋、劳淋。用现在的话解释，这里有泌尿系感染、肾和输尿管结石、泌尿系肿瘤，甚至还有淋病等性传播引起的病症等，可以看出来，在一千多年前，我们的先辈们就已对人体常见的这些疾病了如指掌，并给出了治疗方法。

五淋问题非常复杂，着重强调的一点就是水。我们讲水克火，饮水克体内的火也是最简单、最易理解的一个道理。每当我看到这种病人的时候，我都问他们同样的问题，我说你平时喝水多吗？得到的结果都是摇头，不管是想不起来喝水，还是根本就没有喝水的嗜好，不爱喝水的人多数都患过这种下焦湿热引起的淋症。当然这种淋症不一定都是血尿，最常见的就是想尿尿不出来，还老想去厕所，这就是身体在提醒你要赶紧补充水分，你体内的器官受不了了。比如假期出去玩的时候，喝水不及时，去洗手间也不及时，也很容易引起泌尿系统感染。其实不单是这种男女性泌尿系感染性疾病需要补充水分，我们全身的各个脏器都需要水分的补充，而肾脏只是起到了循环作用而已。

轻度失眠，用中成药调理效果最好

失眠的危害并非你想的那么简单

睡眠好可以让人变美，这是因为人通过睡眠休养生息的时候，可以化生气血，气血充足了，会反映在面容上，显得人精神状态很好。而失眠给身体带来的危害，远不止黑眼圈那么简单。

有位年轻的女性患者，还不到 30 岁，她说自己因为最近老上夜班，睡眠颠倒了，上完夜班吃完消夜差不多已经夜里两三点钟了，本来感觉挺累，但就是难以入睡，好不容易睡着了，天也快亮了，结果一天也就睡四五个小时，把自己搞得精神状态特别差。没精神也就罢了，最近的体重还一个劲儿长，半年时间增加了快 10 公斤。

还有一位 40 来岁的患者，她说自己体检的时候发现血压高了，高压都到了 150 毫米汞柱，低压也到了 90 多毫米汞柱。医生随口问她最近睡眠怎么样，她说，老睡不着，事儿也多，不是家里就是工作的事。

为什么失眠也会引发高血压？因为失眠导致气血亏，气血一亏，
人就容易老。老不只表现在表面，血管的硬化和粥样化也会过早出现，
高血压就是血管病变引起的；而长期高血压还会引起高血压性肾病、脑
病、心脏病等。卫计委已经把高血压列入慢性病的调理范畴，可见高血
压对身体的危害有多大。

还有患者说，最近去看了心理医生，心理医生说自己患了焦虑症，
原因也是失眠引起的。心理医生让她先调治好失眠，因为心理问题只是
一方面，主要原因还是失眠。

以上案例中变胖、高血压、心理疾病等，都是失眠引起的。再把失
眠往深了挖更可怕，不论哪个年龄段的人，睡不好觉，长时间让自己
处于一种紧张的状态，内分泌就会紊乱，免疫力也会下降；免疫力下
降以后，你就会被划为弱势群体，哪拨流感来了都会传染给你。除此之
外，像结核病、女性的 HPV 阳性、带状疱疹等，这些细菌和病毒也会
乘虚而入，这里面无论染上哪一种病，人都会无法招架。

睡一个好觉并不难

了解了失眠对身体的危害性，我们就应该早点去调理。早期的调
理用中成药效果很好，不要等到严重失眠了再去吃佐匹克隆之类的镇
静剂。

中成药调治失眠很多都是非处方药，不含镇静剂成分，像百乐眠、
乌灵胶囊、枣仁安神片，一般都是 14 天为一个疗程，按说明书服用
即可。

这些药里面大多含有宁心安神的酸枣仁、柏子仁、百合之类的成分，药性缓，多是温性。在吃这些药的时候，一定不要吃辣，忌酒、烟，少吃一些油腻的食物。另外要告诉大家的是，如果在服药期出现舌头发麻，身上起皮疹，呕吐或腹泻，头晕乏力等症状，必须停药，这是极少数过敏体质人引起的反应。当然，因为这几种中成药都是非处方药，出现这种情况的概率就像中了彩票一样，是很少的。

调理失眠用药是一个方面，自我的调理也是关键。

当你因为加班生物钟被打乱时，你得学会找一种方法去缓解一天的紧张情绪，比如去打打球、游泳、骑行等，只要是自己喜欢的，哪项运动都可以，坚持一两个小时。这首先会改善你的精神状况，而通过运动也可以促进食欲，改善胃口。运动后讲究一点，吃些海鱼、鸡蛋、青菜等蛋白质丰富的食物；少吃盐，多喝白开水，不吃那些含糖多的高热量面食类食物。这样每周坚持五天，就能塑造一个不一样的自己。

不可轻视的呼吸窘迫综合征

　　如果失眠并伴有成人呼吸窘迫综合征，这就要引起高度重视了。很多人可能没听说过这个病名，但一说这种症状——在晚上睡觉的时候，不自觉地出现呼吸困难，有上不来气的感觉，皮肤嘴唇发紫，引起严重缺氧等，很多人马上就明白了。遇到这种情况，除家里自备一些速效救心丸之类的急救药品之外，不要大意，也不要擅自调治。有很多人说缺氧的话吸氧就可以，于是家里买来氧气瓶，自己吸氧。吸氧过多会引起氧中毒，所以说出现以上这种症状时，一定要去医院诊治，结合血气分析和肺片，排除病因，及早正确调治。

失眠后体虚，可服药用维生素

有病人说我失眠后感觉到虚，可以吃营养品和保健品吗？这是可以的，但也有更好的办法。我建议他服用维生素片，营养品贵，但药用的维生素片非常便宜，而且效果会更好。我认为这不是有没有钱的问题，作为医生我只关注效果，曾经有患者患有严重的维生素缺乏症，口腔溃疡反复不愈，吃了半年的保健品都没用，结果花了几块钱吃了两三瓶维生素 B_2、维生素 C 之类的药片，病就好了。要记住，保健品不能替代药品，尤其在治病的时候不能替代药品。

失眠多梦，
复合维生素有奇效

对长期失眠的人来说，有一个好的睡眠是一件特别奢侈的事。俗语说得好："吃十服药，不如独宿一夜，不觅仙方觅睡方。"这句话的字面意思就是人一旦生了病，吃十服药也不如自己一个人安安静静地休息一晚上来得好，所以我们不寻找当神仙的方术，只寻求能得到安睡的方法。

我有一位朋友，他30多岁的时候酗酒，爱吃肉，生活也不讲究。现在50多岁了，他开始注重养生，烟和酒都戒了，也不再吃那些辣的火锅、油炸食物以及腌制的咸菜、肥肉之类的食品，在饮食上真的足够讲究了。但唯一困扰他的就是失眠，他每天晚上只能睡四个小时左右，有时候甚至四个小时都不到。一开始医生让他吃佐匹克隆之类的镇静剂，他觉得西药的副作用大，又担心会产生依赖，吃了几次就没有再敢吃。

我很了解这个朋友，他平时的压力很大，因为家族的事情，因为权力和金钱，他需要更多的思考和算计，来巩固自己在家族企业的地位。他活得很累，终于在不久前，他刚过完 55 岁生日，就撒手离世。

有人一定会问，睡眠不好有这么大的危害吗？是的，而且睡眠不好的危害远远超出我们的想象。

人思虑过度会劳伤心脾，会心悸、心慌、失眠，会肝气不疏，久之也会肝气郁结。肝气郁结，如果再加上酗酒，那真的就离死不远了。

我曾认识一位患者，年轻的时候酗酒，从酒精肝到中度脂肪肝再到肝囊肿，等他不得不完全戒酒，到去世也就两年多的时间，最终还是被肝硬化腹水夺去了生命。

我们往往都是在失败中吸取教训，但人的生命只有一次，如果开始他能戒酒，那么命运就会被改写。其实没有戒不掉的酒，只看你有没有这个毅力。

如果那位患者在戒酒的同时，改变自己以前的生活习惯，要知道，50 来岁也照样是可以运动健身的。他当时 170 厘米的身高，体重在 92.5 公斤，在运动的同时，戒掉那些含糖和淀粉高的食品，可以像健身运动员一样，运动后只吃一些鸡蛋白、胡萝卜、西红柿、青菜，也可以适当吃些牛肉和海鱼之类的食物，少盐，少酒，不吃油炸食品。这样坚持半年，他的体重会以每个月至少 5 公斤的速度往下减，不用多减，按照他的身高，他的体重只要减到 70 公斤左右就可以，那么他的酒精肝、脂肪肝都会消失，甚至是肝囊肿，也会明显减小或消失。

调理睡眠先要调整好自己的心态，世界上比自己有钱的人太多了，为什么有些人越有钱越能做到不争，这就是心态的问题。人的生活质量不是以钱的多少决定的，去全身心地投入到健康中，享受现在的美好生活才是大智。

当初他给我说自己失眠，问有什么好的方法可以调理，我告诉他如果每天晚上睡不着，可以躺在床上闭上眼睛数数，要用意念去想1、2、3……一直到70，如果能坚持数到70，他就能彻底地放下很多事情，就会安然入睡。后来他跟我说，别说数70，每次只数到三四十就不行了，这些数字会被一大堆这样那样的琐事冲走。这个方法在他的身上毫无作用，是因为他的内心完全没有静下来，没有放松下来。有失眠的朋友可以试试数到70，这是个非常好的催眠方法。

现如今有很多这样的病人，医得好病，医不好心。这些人的病根来自各种欲，这种说法似乎超出了我们保健调病的范畴，我不是心理医生，这个问题也非一两句话能说得清楚，但我的确见过很多这样的患者。

人到一定年龄就应该回归家庭，多出去转转，多享受一下现有的生活，把年轻时透支的身体通过自律、健身的方法把它找回来。

人在气血亏的时候，没有健康的体魄和气血支撑，做起事来就会有心无力。

中医分得更细，比如心气虚，出现心慌、气短、乏累等症状，可以吃天王补心丹和柏子养心丸之类的药，先调理自己的心气虚。

如果腰酸，腿沉，并且尺脉沉细，这些是肾虚的症状，可以适当吃六味地黄丸，调理肾虚。

心虚和肾虚日久，必定会互损，形成心肾不交症。心肾不交就会失眠、多梦，甚至是噩梦连连，一觉睡醒特别乏累。这种情况可以专吃天王补心丹，这个药专治心肾不交引起的失眠多梦等症。

失眠属于神经系统疾病，所以调理神经非常有必要，而调理神经最好的东西就是维生素。很多天然的维生素其实就存在于食物中，日本人为什么长寿，就是因为日本人每天至少要吃 30 多种食材，具体吃什么我们不去深究，就说照这个量吃下去身体还会缺什么维生素、微量元素之类的东西吗？一定不会。

而我们很多人的饮食习惯是中午一碗面条吃饱就可以，上了一天班，太累了，晚上叫个外卖，匆忙吃一口倒在床上就睡。试想，这样的饮食和生活习惯怎么可能健康长寿，又怎么能不生病？

那怎么办呢？可以用维生素调节神经的方法，来调理自己的失眠症。我们没条件吃那么多花样的食品，可以吃维生素类药来补充体内缺乏的维生素，可以吃复合维生素片、善存、金施尔康这些补充维生素的药品。大家在购买的时候，一定要注意后面两个字——"药品"，这个药品跟市场上的那些保健食品有着本质上的区别，要看清上面的说明再吃。

附录

·

新妇科千金方

对症化湿，
妇科病一扫光

化湿清热，告别白带异常

中医讲"上工治未病不治已病"，意思就是厉害的大夫在人的身体刚有患病征兆的时候就开始调理了，而不是等发病之后再治。治未病就是调理，调症状不调病，比如调心慌气短不是在治心脏病；调嗳气、腹胀、反酸不是在治胃病，这些都是在调未病而不是治已病，中医在这方面是强项。

我们的身体本身就是一个晴雨表，特别是女性，白带异常基本是所有妇科病的前兆。当发现白带异常时该如何调理？只要掌握了简单的调理技巧，发现异常就及时调理，很多妇科疾病都能防患于未然。

总的来说，带下异常就一个字——湿。西医是抗菌，中医是化湿，只要对症，用哪一种方法，都可以使白带减少或治愈，就不用再费尽心思去想化湿是不是抗菌。刚开始有白带的时候，只是湿重，逐渐由多变黄，那是由湿生热，变成了黄带，形成湿热带下。湿热到了极限，伤风动血，逼迫血液下行，就会形成中医所说的赤带。

　　给大家介绍几个白带异常的案例：

　　有一个 30 多岁的女性患者，是个销售主管，属于平时应酬很多的女性。她一大早就来找我看病说，早上起床发现内裤上白带味重，还有些发青，肚子也痛，量也很多。她很害怕，因为从来没有经历过这样的事情，也不知道自己为什么会染上这个病。

　　我没有给她把脉，只看了看她的舌头，告诉她回去用板蓝根煮水喝，每次 10 克，一天喝两三次。我还给她开了半个月的加味逍遥丸，叮嘱她要戒酒和辣椒。提到酒和辣椒，她说，自己平时做业务很累，每次都要陪着客户喝酒。前一天晚上就是这样，本来生意就没有做成，自己憋着一肚子气，还被人劝酒，心情更烦闷，一怒之下，喝得更多了，结果第二天就成这个样子。

　　我告诉她，半个月后如果还没有彻底好，也可以再吃一盒加味逍遥丸巩固疗效。加味逍遥丸可疏肝，清利肝经湿热，因为喝板蓝根水虽然能暂时治好她的带下病，但根治还得要疏肝气，清湿热。要知道，白带的病根在肝。她听了也不解，白带病怎么会扯到肝上呢？

　　我国的妇科经典著作《傅青主女科》上有这样一段话："肝气上逆，气欲上升，而湿欲下降，两相牵掣，以停住于中焦之间，而走于带脉，遂而从阴器而出。"这位患者业务没谈成，本来就心情不好，肝气向上冲，再加上另外一个重要的原因——喝酒，在中医上来说，酒进入体内就是湿热，喝酒又加重了白带的湿热，湿性趋下，湿就会向下降，降到中焦的脾胃，最后一直下行到带脉，就引起白带异常，颜色发青。

　　板蓝根是一味清热解毒的中药，可以归肝经，专解肝经的毒。记得小时候有一年，全国大面积流行肝病，家家都在喝板蓝根。板蓝根可以解酒毒，它和别的清热解毒药的不同点在于，它不是大苦大寒之品，吃了以后不至于腹泻、拉肚子。

加味逍遥丸则是帮你消气，里面含有丹皮、栀子和理肝气的陈皮，气降则肝自疏。

另外一种是黄带，也是女性带下病中最常见的。黄就是热，带就是湿，黄带是热和湿引起的。

《傅青主女科》中说："妇人有带下而色黄者，宛如黄茶汁，其气腥秽，所谓黄带是也。"黄带像浓茶，而且还带着腥臭的味道，很难闻，这也是职场女性，尤其是久坐办公室的人最常见也最讨厌的带下病。

很多女性患了这种带下病，都习惯先去看西医，化验白带，做细菌培养，被查出白细胞、红细胞、霉菌、滴虫等，最后诊断为阴道炎、宫颈炎之类的妇科炎症，用抗菌消炎药七天、十天一个疗程去治，起初效果都不错，可总是时轻时重、反反复复，最后很多女性会转而求助中医。

一位刚过 40 岁的中年女性患者，就是经常用消炎药治自己恼人的带下病，用她的话来说，都快没有信心了，总是反复，这次找中医看，下决心喝几个月的汤药，无论如何也要彻底把病治好。

我没让她吃中药，只让她回家炒几斤黑豆，每次吃 100 克，一天两次。她有早上喝粥的习惯，我让她在早上喝的粥里加山药和芡实打成的粉，每次在粥里加入 5 克，搅拌均匀，随粥喝下。喝到第七天的时候，她发现白带的量明显地减少。然后我让她把黑豆改成每次 10 克，山药和芡实各 5 克，又坚持吃了十多天，没有用一点抗生素，便治好了她的带下病。

听起来好像很简单，仅凭在粥里加两味中药就能治好顽固的带下病，有点不可思议。但如果明白了里面的道理，你就会觉得只要对症，原来治病竟是如此简单。

有人说黑豆是黑色的，入肾，可以补肾强精。中医的五色养生中，只凭黑色就可以补肾之说，还有待进一步验证。我是一个多年在临床上工作的中西医结合医生，注重的只是实效。《本草图经》中有记载："生大豆有黑白两种，黑者入药，白者不用。其紧小者为雄性，入药尤佳，黑大豆可解百毒，下热气之药也。"这里面说的黑白两种豆，白的是黄豆，我们平时用黄豆做豆浆，是为了补充身体里面所必需的蛋白质。而黑豆则是一种解毒的药，就像药房里卖的牛黄解毒药片。牛黄解毒片吃多了会拉肚子，因为药性猛，容易伤肠胃，但黑豆就不会，药性虽缓，但能治根。

治女性的黄带不是喝黑豆浆，而是炒黑豆，而且最好用土炒黑豆，就用普通的黄土。每500克黑豆对500克黄土，用炒菜的锅，先把黄土炒热后，再往锅里放黑豆，改用小火去炒，这样不易把黑豆炒焦，要不停地用铲子来回翻。十几分钟后，黑豆炒熟，筛去黄土，用干净卫生的毛巾拭去黑豆表面残留的土后，便可药用。

为什么要用土炒黑豆，而不是用沙子或其他东西炒？因为脾属土，用土炒过的黑豆就会具有土性，可以直接入脾。带下病的病根就是湿，中医认为负责管湿的脏器主要就是脾，用脾气的升清作用把湿气给化掉，白带就会减少，所以说用土炒黑豆，就是为了让黑豆直接入脾解毒祛湿。这也正应了《傅青主女科》中的一句话："黄带者，脾之湿也。"意思就是黄带病，多是脾湿造成的。

有带下病，也可能是你身体太虚了

带下病其实也是女性的任脉虚而生的病。任脉属阴，阴虚就会出现白带异常，只靠黑豆解毒，显效会太慢，所以一定要补虚强任脉。上面的病例里的山药就是为了补虚，芡实则是为了补肾精、强任脉、止带化湿。也不用特意地煎成汤药，只需把等份的山药和芡实加工成粉，每次在早晚熬的小米粥里加入 5 克，这个方法效果就很好。

中医不治阴道炎，只治带下。西医治带下异常是抗菌消炎，中医西医结合治带下病双管齐下，效果更好。也有一些女性患者在西医治得不彻底的时候，口服黑豆，喝山药芡实粥巩固疗效，病也能很快治好。我还是那句话，不管是西医还是中医，只要能治好病，就都是好医。

但生活在现代城市的人，找豆容易找黄土难。这时候可以吃清热地黄丸，其实生黄带病的根源就是血热，血热才是根，所以清血分热的药也是治疗黄带的首选。

一般我们吃药都习惯看说明书，说明书的适应证和功效上有提到自己的病证，才会吃，这叫对症用药，但临床经验多的医生不会这么死板。像清热地黄丸，它的功效是清肝肺热，凉血止咳，用于肺胃积热、肺经火旺引起的咳嗽吐血，鼻孔衄血，咽干口渴，烦躁心跳快，肠热便血，大便秘结。这里面没有直接提到可以治黄带，但你只需注意这两个字——"凉血"，黄带就是因为血热而致湿热带下。清热地黄丸里有生地黄、丹皮、栀子，这几味药都是在清血分热。

清热地黄丸是蜜丸，每次要吃两丸，一天两次，饭后半小时吃，可连服 7 天。如果吃药期间月经来临，需要停药。如果出现轻度的腹泻属正常情况，停药后腹泻自然会好。

正常的白带呈蛋清样或白色稀糊样，黏稠，量少，没有任何异味。白带的分泌多少与雌激素相关，在排卵期、月经前后 2 ~ 3 天、妊娠期时，白带量增多，青春期前及绝经后量很少，这都属于正常。

女性的阴道里有上皮细胞、乳酸菌等，这些菌维持着阴道的正常酸性环境（阴道正常 pH 值在 3.8 ~ 4.4），能抑制其他病原体的生长，它们之间相互依赖、相互制约，形成一种平衡，也就是说，女性阴道本身就有很强的防御和自净能力，所以，出现白带异常时，请大家首先记住：千万不要乱洗！找到内因才是关键。如果我们买一些觉得洗洗就干净的洗液，反而会破坏阴道内部的环境，最终增加感染疾病的风险。

因此，平时不要乱用洗液和栓剂，不要乱做阴道内手术，永远不要小视阴道、宫颈的黏膜层的修复能力，就像生口腔溃疡一样，有些时候不用刻意去治，只需注意生活和饮食习惯，注意口腔卫生，只过了几天，在不知不觉中病就好了一样。

掌握两种科学用药，
妇科炎症自愈有道

为何外用药越用越糟糕

很多女性有阴道炎的困扰，药店里琳琅满目一堆洗剂，不知道选哪个，用完这个用那个，结果越洗越糟糕。

我遇到过这样一位女性患者，30多岁，已婚。她经常买外用的妇科栓剂，什么抗真菌的达克宁栓，抗霉菌的克霉唑栓剂、甲硝唑泡腾片，甚至还有洁尔阴洗液、苦参洗液等各种洗液，她几乎都用过。她感觉自己有这方面的洁癖，甚至已经产生了依赖，不用总觉得不干净，可用得越多反而越不舒服。这到底是怎么回事？

我们首先要知道以上这些药是治病的，不是保健用药，更不是预防用药。上面的这位女士把这些妇科的用药当成了预防用药，这种做法万不可取。她为什么用栓剂？栓剂的用法是塞入阴道，肯定是有阴道炎、宫颈炎或宫颈糜烂之类的病才能用这些栓剂药。如果没有这类疾病，乱用栓剂，对女性身体的危害非常大。

我们先说说这些药物的性质。这些药里有处方药，也有非处方药，而处方药和非处方药都是药，都必须是国药准字，但在这些洗液或栓剂里面有很大一部分是卫消证字。

"消"是什么意思？消是消毒的意思，就是一些外用的消毒剂，不是药品。有些人把这类消毒剂当成是保险剂，在性接触的前后消消毒，就以为不会传染性病，这是错误的。一些性病的传播不是因为这简单的皮肤消毒就能避免的，一定要采取最有效的防护，比如用避孕套，而这样的消毒做法完全不能替代避孕套。

女性的外生殖系统疾病，最常见的就是外阴瘙痒、外阴炎、外阴湿疹、尿道口感染等。这些最常见的病症多是因为个人卫生原因造成的，比如月经期的护理不当，出汗过多，内衣没有及时更换，外用的卫生巾和护垫刺激皮肤所致等。这些大多是一般的湿疹或毛囊炎，用洗液或膏剂就可以解决。

不过，在使用外用药的时候也要注意方法。同样一个药膏，不会正确使用的话，病就好不了。

比如说外阴炎，其实就是外阴旁边的毛囊感染，导致红肿、发痒，甚至有轻度溃破，这个时候可以外用夫西地酸这种抗菌的药膏。用药的时候，先用温开水把外阴处洗干净，洗干净后还要晾干，晾干后要用碘伏做局部的皮肤消毒。要知道碘伏只有在半干的时候才能起到消毒的作用，所以说不能消完毒马上就涂药膏，这样的做法是不对的。等碘伏消毒后完全干了，再外用夫西地酸乳膏，涂上药膏后也不能马上穿衣服或直接用护理垫，至少晾20分钟，给药膏一个吸收的过程。如果担心药会沾到内衣上，可以外敷消毒用的医用敷贴，要透气的那种。有很多女性晚上睡前这样用药后，只穿一件宽松的睡袍，第二天病就会好一多半，再用个两三次，一般都能痊愈。

其实这种情况也可以外用中成药的卫消字的那些洗液，这类洗液
很多，我就不再说药名了。这些消毒剂外用，可以先直接按说明书上面
的比例稀释好浓度外洗，洗完后再用温开水洗净，最后再用碘伏消毒
后晾干，这样效果会更好。

栓剂的正确使用

栓剂是阴道用药，一定要在有阴道炎的时候才能用。女性患阴道
炎大多跟性接触有关，其次就是太爱吃辣，根本想不起喝水。有病人
说过，因为吃辣过多，第二天解大便的时候，肛门处有一种烧灼的感
觉。肛门处的是直肠的黏膜，阴道内是阴道壁的黏膜层，同一个躯体，
黏膜层引起的充血和水肿道理都差不多，有充血和水肿就会有分泌物，
带下就会不正常或有味儿。

出现了这种情况，先要把不好的毛病改掉，不要再继续吃辣，不
要再吃火锅，要多喝白开水。白开水喝多了，小便由黄赤味重变成清长
的白色，这就是一种很好的泻火方法。另外，有阴道炎要禁止房事。把
以上这些都改掉的同时，用温开水冲洗，也可以用阴道冲洗器冲洗。按
照说明书上面的做法，一般情况下，轻微的阴道炎都可以得到有效的
防治。

如果因为阴道炎检查白带常规，有滴虫或淋球菌阳性，或者有霉
菌、支原体、衣原体阳性等，这时如果是找西医治疗，就老老实实按西
医的方法去用药。医生一般会推荐抗霉菌和真菌的氟康唑和奥硝唑，治

疗支原体和衣原体感染的阿奇霉素，抗淋球菌的抗生素等，让你用几个疗程就用几个疗程；让你和老公一起吃药，一同治疗，就一起服药治疗；还要按医嘱定期查肝功能和血常规，医生会根据这些药对身体的副作用，给你调换剂量或吃保肝的药。

阴道的上方就是宫颈，现在宫颈病已经是一种很常见的疾病，先是宫颈炎，再是宫颈糜烂。宫颈糜烂按级和度分为一级、二级、三级，一度、二度、三度。其实宫颈病也是阴道疾病的上行感染或直接性接触感染，任何感染不会一上来就是糜烂，一定是先宫颈黏膜充血水肿，然后再糜烂，所以说及早进行防治就能远离宫颈癌这样的恶性疾病。

出现上述情况可以适当用一些栓剂，但不能多用，要严格按说明书操作。一般中成药提取的栓剂都有祛瘀、生肌、止痛的作用，可在晚上睡前用药，每晚一次就可以。用药的时候先用温开水冲洗，然后再阴道内纳药。一般药用的栓剂包装都十分讲究，几乎都能达到无菌。如果用栓剂的时候出现阴道内有烧灼或剧痛的感觉，一定要停药，并及时就医。

如果病情严重，最好是找医生先消毒后再用扩阴器操作，这样能直接看到患处，直接把药上到位。

外用栓剂治疗妇科病的同时，需要反复强调的两个字是：忌辣。此外，治疗期间一定要禁止性生活。

真正理解了，道理就很简单，妇科病也就没那么难治。

蒸馏水
胜过任何日常洗剂

蒸馏水是妇科冲洗最好的洗液，但在月经周期的上半月最好不要用，因为在月经周期中，阴道内黏膜在上半月，也就是排卵前，在雌激素的作用下，阴道底层的细胞增生，使阴道上皮增厚，这是一个形成保护层的过程，洗掉了这一保护层，反而不利阴道内的健康。

到底是谁的错？

我经常接待一些夫妻同时过来看病的，而且他们会互相指责是对方的问题。我记得有一对刚结婚不久的夫妇，一边看病，一边互相责怪。

两个人都有病。女的拿出化验单，上面的诊断结果是霉菌性阴道炎，带下异常；男的被诊断为龟头炎，也是霉菌引起的。两个人把各自的诊断结果当成证据，来等待我这个"医生法官"的宣判。

女的很激动，一直在喋喋不休地说，努力澄清自己的清白。她说自己很讲卫生，经常用洁尔阴、妇炎洁之类的洗液清洗外阴，也从未有过非分的想法，可自己就是不明白，这么小心了，还是被传染上了病。由于没有经验，刚开始还以为染上了什么性病，现在虽说诊断出不是性病，但她总觉得自己的老公有问题，甚至还想到是不是他对自己不忠，在外面乱搞，间接把病传染给了自己。

男方也觉得很冤枉，他觉得自己才是受害者，分明是妻子传染给的自己，不然怎么会在与妻子有了性生活之后自己就感染上了这种病呢？

在医生看来这很简单，这个病的罪魁祸首是霉菌，那这个霉菌到底来自谁，来自何处呢？

我让男方把裤子脱下来，看了看男性的外生殖器，一看就真相大白了，这就是两个人生病吵架的根源。

男子的阴茎包皮过长，龟头只露出来不到三分之一，这个长的包皮下面就是霉菌的藏身之处，包皮过长的男性 95% 都藏有这种菌。

霉菌也是真菌的一种。本来没有性生活的时候，这种情况是构不成大害的，但有了性生活就不一样了。性生活的时候，男子性起，阴茎勃起，就直接把霉菌传染给了女方。

性生活过后虽说有清洗，但不可能把所有的霉菌都清除掉。男性更是如此，有的时候只是用水冲一下或者是根本就不洗，包皮盖上龟头后，里面残留的霉菌大量滋生。同样，霉菌也会在女性的阴道里，在合适的环境和温度下生长繁殖，如此反复下去，就会形成恶性循环，导致男性生龟头炎，女性生阴道炎，这才是真正的病因所在。

一起注意，健康自生

性生活过后男女都要清洗，我让这位女士不要再用各种洗液，丈夫每天用温水洗净阴茎后晾干，再涂上克霉唑软膏外用，稍晾干后再把包皮送回去。

这种菌不易彻底治愈，比如像脚上的脚气就是如此，所以说，如果医生建议夫妻都吃抗生素，比如甲硝唑之类的药，就一定要按照医生的方法去做才能根治。

其实，最干脆、最彻底的办法是切断传染源，去外科做包皮环切手术。

这对夫妻没有去打针、输液，只这样用了几天的药症状就好多了，最后老公也做了包皮环切术，彻底解决了后患。

特殊的生理结构导致女性阴道疾病频发，其实无论身体的哪个器官都有与生俱来的抗病能力。阴道内有阴道杆菌分解成乳酸，阴道内环境保持酸性，酸性情况下很多致病菌不能存活，可以防止致病菌在阴道内繁殖，所以说太爱干净的女人反而做得不对，过度清洁或用阴道栓剂，打乱了这种天然的防护屏障，这就是越干净越生病的原因。

性生活后千万不要立即喝冷饮

【健康蜜语】

　　一般在性生活后，男女都会感到口渴，很多人习惯从冰箱里拿出冷饮，痛快地喝个饱，这是大错特错的举动。

　　中医认为肾为命门火，在性生活的时候命门火烧得正旺，这时候喝冷水，无异于突然下去一盆冷水浇在命门火上。这一盆水可了不得，时间长了会浇得你阳痿、早泄，等到肾气衰竭的时候，不管用什么办法也无力回天了。记住，这时候只能喝温水，稍烫点的水更好，它不是在解渴，而是在慰劳你辛苦的肾。

一掬鱼腥草，
洗出健康好女人

前段时间我遇到这样一位女性患者，因为冬天冷，她去泡温泉，结果感染了妇科病，到医院输液，费了好大的劲才治好。她诉说自己病情的时候，能看得出依然是心有余悸。她说真是恐怖，这样就能传染妇科病，以后公共场合还怎么去？

她说自己在这方面非常注意，也很讲卫生，和之前那对夫妻患者一样，家里有各种各样的洗液，每天洗，有的时候一天要洗两三次，都快有洁癖了。她的理论是，越干净就越应该不会生病，但通过这次泡温泉她发现，越是讲卫生反倒越易感染，更容易犯妇科病。这是为什么呢？因为一起去游泳的同事，同样也是去玩，别人都没事。她带着疑问来问我，到底是洗好，还是不洗好呢？

毫无疑问，肯定是要洗，但要看怎么个洗法。不能乱洗，不能像患了洁癖似的无节制地洗，这样的洗法，不但起不到讲卫生防病的作用，而且还会使阴道的免疫力下降，反而易生病。

洗有两种，一种是保健的洗，一种是治病的洗。保健性的洗，就是指在一般情况下，用温白开水，不加药，清洁外阴，做外阴护理。在没有外阴瘙痒、白带异常，没有阴道炎和外阴炎的情况下，就必须只用蒸馏水洗，蒸馏水是妇科清洗最好的洗液。

看到这里，有些人可能会问，阴道里有菌不就是生病了吗？不尽然，阴道里是一个有菌的环境，也可以说是生理性的菌，这种生理性的菌，反倒是起到了一个清洁工的作用。它可以抵御外来不速之客——有害菌群的侵入，这个时候如果用杀虫抗菌的中西药外洗，统统都清理走，反而会打乱阴道里的菌群平衡，也就是说，破坏了正常阴道里菌的自行调节。往严重了说，这种盲目的外洗像是一种暴力干预，反而给了细菌和病毒可乘之机。上面泡温泉的那个女性就是这样，这种外洗的洁癖反而害了她。

第二种治疗的洗法，就是用西药的消毒药水或中成药煎成的汤剂熏洗外阴。西药类的药水的作用是消毒抗菌，为的是治疗滴虫、霉菌、真菌等阴道病；中药是用蛇床子、苦参、黄檗等，起到清热燥湿、解毒杀虫的目的。

有了白带异常，黄带恶臭或像豆腐渣一样，外阴处钻心似的痒得难受等症状，被确诊为阴道炎、外阴炎，不管是滴虫还是霉菌，都应该马上用洗液把这些讨厌的菌驱逐出去，这时候用西药类的消毒液就很有必要。

操作方法是：先用碘伏做局部的外阴消毒，然后再用中成药的洗液，先熏后洗，而且用中成药洗完后，一个小时左右再用蒸馏水冲洗干净，这样效果最好。

外用洗液的时候，需要大家注意的一条是，不要以为外洗的药浓度越大，抗菌杀虫的效果越好，这是错误的。外阴和阴道在西医的解剖学来说是黏膜层，很脆弱，很容易因为洗液的药物浓度过大而受伤。

前几年就有这样一个女性，治病心切，洗液的用量比平时加大了两倍，结果灼伤了外部的黏膜，形成了溃疡，外敷了半个月的云南白药才把病治好。所以说，女性在外用洗液的时候，一定要严格地按比例配比，因为这个配比的浓度都是经过临床上的实践考证过的，只有这样才能达到既治病又不伤身的目的。

还有一种很好的外洗保健方，既简单又省钱，能防病又能治病，不会像西药那样产生耐药性，也不会打乱阴道内的菌群平衡。这就是鱼腥草。去药房里买 250 克鱼腥草，可以用半年，每次用 3 克，煎 2000毫升的水，每个星期洗三次，可以隔日一洗，也可以连洗三天。

作为地球上这个大家庭的一分子，除非我们不食人间烟火，要不然就不可能不接触公共场合。当你去游泳、泡温泉、出差住旅馆、去公共场合洗澡以及性生活后，都可以用鱼腥草洗洗。

鱼腥草可以清热解毒，利水消肿，可治泌尿系统的淋症、妇科白带、湿疹、疥癣等，最主要的是，它是一种可以煎汤外洗的中药。不是所有的中草药都可以煎汤外洗，只有少数的草和叶子类的中草药才会有治疗的效果。中医常用鱼腥草治妇科病，西医也一点不逊色，同样也把它广泛应用在临床上，用来消炎、抗病毒、治妇科病，甚至还用来治咳嗽、气管炎、肠炎等，都收到了很好的疗效。

洗法很简单，用 3 克鱼腥草煎汤，不是治疗量，而是保健外洗的用量，洗完后，也需要一个小时后再用蒸馏水冲洗干净。鱼腥草在给你经济上带来实惠的同时，也让你防妇科病于未然。如果是怀孕后就不要用了，因为保健的外洗量也有药性，洗多了会动胎气。

女性湿热带下平时应特别注意哪些方面？

我们天天说湿热，到底湿热是怎么来的？凡事有因必有果，吃辣可以让人胃口大开，喝酒可以让压抑的心情得到释放……吃辣多了会上火，喝酒多了会口干、口渴。当你小便黄，有烧灼感觉的时候，就代表湿热已经光顾。女性的阴道本来就是一个"津津而润"的环境，这些坏习惯损耗的都是体内的津液，使阴道内黏膜充血水肿，带下的分泌物变得味重难闻，白带增多如豆腐渣样。

由此可见，这些阴道炎、带下病都是自己"作"出来的。其实，女性的带下病很多时候都是可以预防的，改掉吃辣、喝酒、熬夜等这些不良的生活习惯，每天至少喝 1000 毫升的水，空腹吃两次水果，就可以清除体内的湿热，这些最简单、最好的方法平时只需稍加注意便可。

30 岁之前和 30 岁之后的
痛经大不同

我把痛经按年龄分成两个阶段，一个是 30 岁以前的痛经，一个是 30 岁到 50 岁绝经前的痛经。

30 岁以前的痛经

现在有很多未婚女性痛经，而且还有很多上初中、高中、大学的女孩子痛经。因为痛经，家长也给孩子做过很多次彩超，孩子的子宫、卵巢、附件都没有大问题，就是每次来月经前两天就痛得不能正常上学，还有很多家长非常担心孩子的痛经会赶上中考或高考那几天，甚至会让孩子在那几天吃雌激素之类的药让孩子的经期提前或延后。这种做法是不对的。要知道，通过正确的调理，这些痛经是完全可以得到缓解或治愈的。

我看过很多这样的孩子，除了极少数属于特殊体质外，大多数孩子来我这里看病，一看面色，气血足；一把脉，浮数有力；一问月经，常会有血块。多数孩子在痛经的时候，用暖水袋外敷小腹，症状都会明显减轻，一般这种情况我都不会给这些痛经的孩子开药，只告诉她们怎么调理。

怎么调理呢？先来说说诱因。

第一，学习压力。孩子学习紧张，影响最大的就是情绪，情绪不稳会导致内分泌失调，内分泌一失调，月经就会不正常，而痛经就是月经不调的症状之一。

第二，现在的孩子们吃零食很厉害。晚上学习的时间长，十一二点才能睡觉，这段时间饿了只能靠零食充饥，各种包装的食品孩子们都会吃。大部分家长把这类食品列为垃圾食品，都知道不健康，但孩子只能靠这些高热量不太健康的食品给自己补充能量，这些食品对身体的影响想必大家都能了解一二，这里就不再多说。

还有一个因素就是孩子们因为繁重的学习任务，运动少，代谢慢，喝白开水少，这些高热的食品都会助湿生热，湿热下行至胞宫，下焦湿热就会引起痛经。

受寒着凉引起的痛经也很常见，平时吃生冷的东西过多，爱美穿得太少，经前经后涉凉水等，这些都是着凉的因素，寒凝胞宫则痛，痛则不通，不通则瘀，经血有暗红色的血块就是瘀。

因寒引起的痛经，得温痛减，用暖水袋外敷就可以暂时缓解疼痛。这种疼痛还可以吃艾附暖宫丸，一次 6 克的蜜丸，一天两次，饭后一小时吃。这种药里含有艾叶、香附、吴茱萸、肉桂这些温经理气的药，可以治疗行经腹痛，但要记住这种药不是止痛药，是调理的药，不可能吃下药后就马上见效。

30 岁以后的痛经

对于 30 岁以后、年龄大一些的女性，引起痛经最重要的一个原因就是流产。现在有未婚先孕，也有刚结婚不愿意过早要孩子意外怀孕的，大多数人会选择药物流产或人工流产。药物流产的成功概率不到 50%，有很多吃了流产药胚胎没有打下来，阴道持续流血二十几天了才知道人流失败，再去复查 B 超，结果还是有残留，需要清宫才能止血。流了二十几天的血，子宫内膜已经非常薄，如果再遇到一个业务不太熟练的医生，清宫的时候还有可能把子宫刮漏，造成子宫穿孔，后续的严重性我就不再往下说了。

只是正常的人工流产都会让子宫内膜受损，何况子宫内膜炎、习惯性流产、子宫内膜异位症、子宫腺肌症等疾病了，这些病都会引起痛经，而一旦病到了这种程度，造成痛经，必须要去看医生。

像习惯性流产、子宫内膜异位症、子宫腺肌症等，这些都属于妇科类的疑难病，多见于 30 岁至 50 岁的中年女性。这类病引起的痛经都比较难治，而且大多是自己早年不注意造成的。这就像种地一样，原来自己年轻的时候没有好好养护，没有保护好自己的子宫，所以才会得这些难治的病。不光如此，有 50% 的人在这种情况还会合并子宫肌瘤，不过也别太担心，如果扛过 50 岁绝经前这段时间，绝经后这些病大多会不治自愈。

中医把这类病大多归属为瘀血内阻，认为这类病跟寒、湿、情绪导致的气滞有关系，一些患者反映在这种情况下用艾灸效果比较好，其实艾灸治疗这种情况引起的痛经，最主要有三个穴位：关元、中极、三阴交。每个穴位艾灸 5 分钟就可以，一定不要烫伤皮肤。大家也可以到网上买艾灸盒，调好距离，易操作，又不易受伤。

艾条在网上或药店里都可以买到，如果你有心，可以买来存下，放几年再用。五年的陈艾效果更好，这是为什么呢？艾条易燃是因为里面含挥发油，新下来的艾叶中含挥发油多，味大还辣眼，燃烧的速度也很快，点燃后不仅烟大，火力也大，容易灼伤皮肤，烧的同时还会

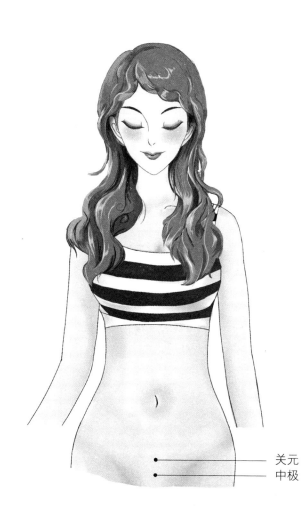

关元
中极

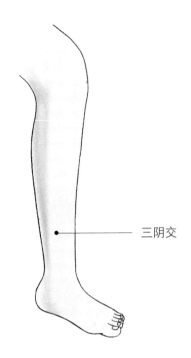

三阴交

掉很多灰。陈艾条就不会这样，因为存时间长了，里面易燃的挥发油会
变少，火力温和，燃烧的时间也变得持久，穿透力还强，用过陈艾的
人都会有很深的体会。

痛经有三种，
饮食调理各不同

看病的时候，病人经常会问我有什么更好的食疗方，觉得药能不吃就不吃。确实如此，谁都知道用药有副作用，如果只吃瓜果蔬菜就能调病治病，那该有多好。

我可以郑重地告诉大家，食治只是辅助治疗，真要有病还得看医生。

当然辅助治疗也不可轻视，比如说七分治，三分食。原来要吃十天的药，辅助食疗少吃了三天药，既省钱，又养身体，更何况食治在未病之前的调养也至关重要。

古人有句话："不知食宜者，不足以生存也；不知药忌者，不能以除病也。"简单地说就是，不去想食物是凉还是热，也不考虑适不适合自己，只知胡吃海塞，不生病才怪呢！

食疗对痛经也有很好的效果。

痛经有三种痛：寒痛、热痛和湿痛。

寒痛最易懂，月经来的时候，有血块，暗紫色，最关键的一点就是在小肚子的地方放个暖水袋，痛就会明显缓解，这就是中医所说的

"得温痛减"的道理。治病也是这样，艾叶和附子这些热药在治疗寒痛时是必不可少的。

寒了就要记得不能再雪上加霜，要穿得暖一点，不能再为了漂亮到了深秋还只穿丝袜冻得瑟瑟发抖。在经期和经期的前后，不要再碰冷水，不要再用冷水洗衣服，可以用洗衣机代替，要知道那点电费远比吃药便宜得多。食治更是如此，吃饭就更要选择性地吃，要喝粥，也可以喝点姜糖水，还可以吃点性温的水果，比如桂圆、果仁类的食物都是温性的。这个时候可以适当吃些辣椒，辣可以驱寒，还可以吃点涮羊肉火锅，这也是温性，同样也可以抵御寒邪。如果在这些环节稍加注意，因寒导致的痛经就不再会骚扰你的工作和生活。

再就是热引起的痛经，这种情况虽说是少数，但也有。月经来的时候没有血块，月经的量很多，而且是鲜红色或者是淡红色，来月经的天数也比原来长。而这种人都有一个习惯，爱吃辣，而且吃得很多。中医有句话："热可以迫血妄行"，就是说本来要出一升，因为热就会出一升半到两升。痛不说，血出多了身体还会虚。如果明白了自己的痛经是热因，那就应该在忌辣的同时，吃点偏凉的水果或果汁，多吃些蔬菜。别以为这样做简单，其实这样做也是在釜底抽薪，热解了，痛自然就会止，血也会安，月经自然会正常。

湿也会引起痛经。湿引起痛经的时候，前兆就是白带多，白带多就是湿重。从西医的角度说，就是带下不正常引起的盆腔炎症，而致痛经。中医其实不外乎这个道理，是湿性重浊趋下，流注于胞宫而引起小腹疼痛。

食疗治疗这种情况下的痛经也不难，食物中有薏米和山药。薏米祛湿，山药健脾祛湿，可以做山药薏米粥，再加入点小米和赤小豆，更增强了祛湿的效果，早晚食粥，也恰似食药，既治病又可以充饥。很多女性在带下的时候，都爱喝这种粥，也就因为喝粥，很多带下病不治自愈。当然因湿而致痛经的时候，吃饭同样也要忌口，像奶油蛋糕、肥肉、鱼虾类就需要少吃，因为这样会使湿气加重，甚至还会使"湿地"变成"沼泽"。

艾火温熏，
散寒祛瘀治痛经

针对痛经，西医习惯用一些西药快速止痛，但西药的止痛剂有一个弊端，那就是药物的半衰期比较短，即止痛的时间较短，药劲下去又开始痛，总不能老是给她用止痛药，不仅副作用大，也不是长策。

我之前遇到一位女性患者，经常痛经，以前她都是打止痛针，可想而知这个痛的程度有多厉害。问清病情后，我让她先吃两颗元胡止痛片，吃药的时候她还不悦，并反驳说，以前吃过这个药，药效来得太慢，效果不好。我让她不要着急。

吃完药，我让她平躺在床上，点一柱艾条，让她感受艾灸时的温度是否适宜，并告诉她感觉热的时候就点头。我缓慢地沿她的腹部肚脐至小腹的正中线上灸了三个来回，大约也就五六分钟的时间。她诧异地"哎"了一声，说感觉好多了。

由于现在的痛可以忍受，我让她用垫子垫起后背，用半坐的姿势，在治疗室让她自己操作再灸十几分钟。

过了十多分钟，她高兴地笑着走出来对我说，以后痛经可以不打止痛针了，自己就可以搞定。

我让她伸出舌头，看了看她的舌苔，告诉她可以连灸三天，以后每次月经来之前都可以按这样的方法灸几次，她的痛经就可能被完全治愈。

我为什么要看她的舌苔呢？是为了验证艾灸的效果。她刚来的时候，舌苔是水滑苔，像刚喝完水一样"汪汪"冒着水汽，舌体是青紫色。水汽是寒，青紫色是瘀。她的痛经就是因为寒而导致的血瘀。

通过一番艾灸，我想看看她舌苔上的水汽还在不在，青紫色还有没有。

果不出我所料，她舌苔上的水汽没了，舌体也变得红润起来。看到了我想要的结果，确认她的疼痛不会再复发后，我才放她走。

痛经的病因大多就是这两个方面——寒和瘀。寒凝血瘀，经血充盈要来的时候，子宫壁会因此痉挛而疼痛。而快速地缓解痉挛，唯艾灸的药力能及。艾灸借火的温和热力透入身体的肌肤，通过经络和穴位的传导作用，来驱寒活血，缓解子宫平滑肌的痉挛，快速止痛。

这样做也不用怕找不准穴位，用燃烧的艾条从肚脐的神阙穴，依次沿着气海穴、石门穴、关元穴和中极穴，以及三阴交穴灸治，这些都是治疗女性痛经的必灸穴，温热至，经络通，痛自然会除。

平时痛经的时候，有很多女性也吃元胡止痛片，里面虽说有擅长止痛的延胡索，但要经过药入胃的消化和吸收，效果未免慢了一些，但如果加上艾灸的作用，药效就得到了提速，来得更快，效果也更好。

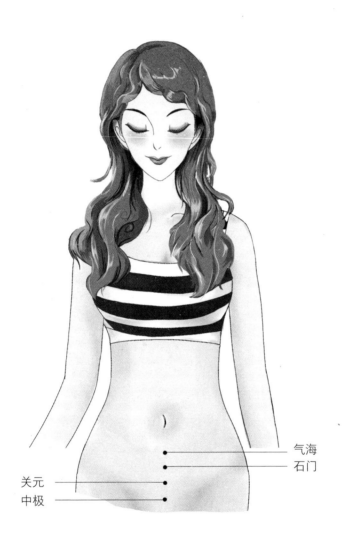

气海
石门
关元
中极

　　如果痛经的时候家里没有元胡止痛片，也不要紧。一般家里都有生姜，我们可以把生姜切成薄薄的片，贴在肚脐以下的腹正中线上，依次覆盖腹正中线的那几个穴位，然后再用点燃的艾条隔姜片去灸，这样效果也非常好。生姜可以温中散寒，它可借助艾灸的温热直透穴位和脏腑，寒病热治，其实治疗顽固性痛经也可以这么简单。

　　痛经的时候，单用艾灸，或只吃药，方法单一，见效就会慢；但用艾灸，吃元胡止痛片，隔姜灸，三种方法结合起来，就像是三个臭皮匠，可以抵得上一个诸葛亮了。

宫廷秘方鹿胎丸，
专治例假第一天痛经

子宫内膜异位是一种常见的妇科病，最明显的特征就是痛经，特别是来月经的前一两天，疼痛难忍，甚至连吃止疼片都不管用。这种疼痛不亚于癌症，所以子宫内膜异位也被称为"不死的癌症"。它发病的原因有多种说法，但是目前临床上还有没找到确切的发病原因。这种病一般多发于生育期的女性，基本不会出现在青春期之前的女性和更年期之后的女性身上。

之前我遇到一位女性患者，带着孩子和老公，一家三口来我这里给孩子看病，看完孩子的病，她说自己还有些治妇科病的心得想跟我交流一下。

这位患者 30 来岁的时候因为痛经，被确诊为子宫内膜异位症。她每次来月经都痛得死去活来，无奈只能吃止痛药，但止痛药最多也只能维持几个小时。更讨厌的是月经每次来，就好像再也送不走，淋漓不断地要来上二十几天，都快要和下次的月经接上头了，她甚至分不清楚哪个时间应该是自己月经的正确周期。她想过去做手术，但除了切除子宫也没有更有效的方式，也试了西医的激素疗法，都没用。

　　她几乎对自己的病失去了信心，因为这个病导致体虚，动不动身上就会出虚汗，月经血过多，也会导致贫血、浑身乏力、心慌气短，让她不能正常地工作和生活，以致告病在家休息。

　　病急就会乱投医。偶尔有一次，她听别的姐妹们说鹿胎丸可以治这个病，而且在网上有卖，于是她抱着试试看的心理在网上订购了一盒。谁曾想到还真管事，吃了两次肚子就不痛了，月经量也明显减少了，可随之而来也出现了别的问题，浑身燥热、鼻干、咽燥，唇边一晚上就长出了一堆火泡。她一看里面的主要成分，除了鹿胎外，还有红参、当归、益母草、肉桂，这些都是热药，自己的体质根本就承受不起这些热药的穷追猛打。怎么办呢？好不容易找到了治自己病的良方，于是她决心自制一种不上火的鹿胎丸。

　　她从药房里买来两个鹿胎，一个大约有200克，又买了50克鹿茸，放在一起加工成粉，经过几次过筛，把两种药加工得非常细，然后放在瓷器内加入500克蜂蜜，放在锅里用文火蒸一个小时，放至冷却后，她把它们搓成一个个核桃大小的药丸。

　　她每次吃一丸，一天吃两次，饭后服用，吃了一个多月后，病就好了，不再痛经，月经也按时来临。她发自内心地欣喜，把这个方法告诉身边患子宫内膜异位症的姐妹，从后期反响来看，大多数坚持服药的都能治愈。

　　她已经坚持服用了两年的时间，现在每天只吃一丸，气色和精神状态恢复得非常好。作为医生，我喜欢跟患者交流，这个过程能让我收获不少的良方妙方，比如前面我们提到的用干葱叶泡脚治风湿和老寒腿，也是通过跟患者交流学习到的。我也很为这位女士高兴，同时也为她的无私和豁达而心生敬意。

以前民间流传着两句话："皇帝喝鹿血，皇后吃鹿胎。"鹿胎有益肾壮阳、补虚生精的功效，它能治痛经是因为能补肾阳，强壮身体的底火，温暖胞宫，从而起到祛寒、缓解痉挛、止痛的效果。而鹿茸壮元阳、补肾精的功效相较鹿胎是有过之而无不及，这也是为什么现在的鹿茸作为补养品，要比参类更昂贵的原因。

鹿茸还可强壮筋骨，治疗所有的虚症，大病初愈及放化疗以后的病人，都非常适用。

好药就应用在刀刃上。治子宫内膜异位症引起的痛经，鹿胎丸是药到病除，补虚更是药到虚自除。另外，由于熬夜、劳累而导致的身体消瘦、没有精神、头昏耳鸣、两眼昏花、腰膝酸软等亚健康状态，甚至宫冷、性冷淡、不孕症等，出现以上这些情况，你都可以自制鹿胎丸服用，药效远非那些保健品所能敌。但如果你患有习惯性便秘，大便好几天才一次，或者容易咽喉肿痛，容易犯牙龈炎、长痤疮，这属于本身就火气大，吃鹿胎丸的时候，要根据自己的体质，一定要减量。

鹿胎丸用于治病功不可没，用于保健它更是当之无愧。这个方子不但解决了一个疑难女性病，又是一剂专门为女性补虚的良药。

健康蜜语

安坤颗粒，不麻烦的妇科圣药

　　如果有些人觉得制作鹿胎丸比较麻烦，我再给大家介绍一个能治疗子宫内膜异位引起痛经的中成药——安坤颗粒，这个药在每次月经来之前一周服用，能有效缓解子宫内膜异位引起的痛经。安坤颗粒里含有牡丹皮、当归、茯苓、女贞子、益母草等滋阴清热、健脾养血的中药，有很好的滋阴养血功效，对治疗月经提前、量多或月经紊乱，腰骶酸痛，下腹坠痛，心烦易怒，手足心热有很好的效果。

40岁女人
多做隔茸灸

艾灸不仅可以治疗痛经，也可以治疗女性带下病，这就如同一块被水浸透的湿地，用燃着的艾条经过几次灸烤，湿气慢慢地就会被清除，地就会变干。带下属湿，除湿就能治带下，治带下病需用燥湿的中药，灸疗通过温热透穴、通经络，进而化湿，就是这个道理。

有一位40多岁的女性患带下病多年，想了很多办法都没能彻底治愈。她除带下病之外，还有腰酸、腿软、性冷淡的症状，食欲和睡眠也不太好。我一把脉，发现她尺脉沉细，果然是肾阳亏损的症状，其实她的病是先在肾，后及脾，最后才导致带下不正常。

我让她回家自己做艾疗，还给她开了几片鹿茸、三盒金匮肾气丸，并详细告诉她艾灸的部位：分别是肚脐下方的中极穴、腰旁边的带脉、膝盖周围的阴陵泉和脚踝上方的三阴交，以及后腰椎位置的脾俞、肾俞。

我让她每次艾疗之前先把鹿茸片用水浸五分钟，浸湿后覆在穴位上，用艾条隔鹿茸片去灸，每次每个穴位一直灸到把鹿茸灸干灸热，然后再灸三到五分钟；换另一个穴位的时候，重新用水将鹿茸湿透再

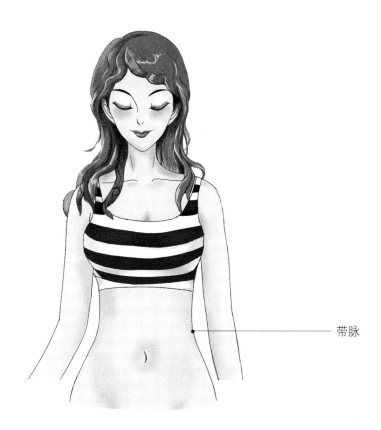

带脉

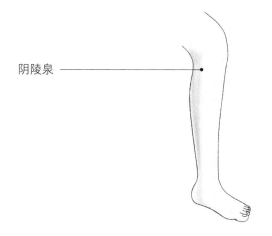

阴陵泉

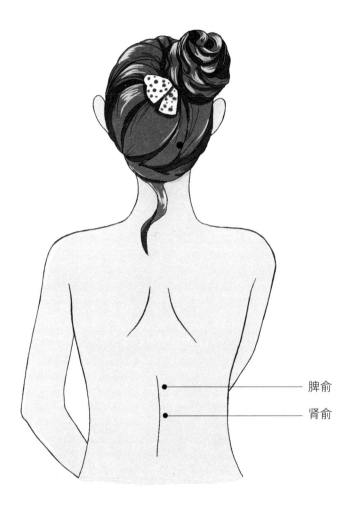

脾俞

肾俞

灸。每个穴位像这样连续操作三遍，十日一个疗程，回去后再连服十天的金匮肾气丸，十天后复诊。

十几天后，我再见到她的时候，看到她春光满面，真有如隔三秋的感觉。十几天前一个肾阳虚损、性冷淡、患带下病的女性，和现在一个腰不酸、受性爱滋润，且带下病康复的她，完全是两个人。

中极穴正处于女性胞宫上面的位置，要想化湿治带下，这个穴位必灸，因为这个穴处可以垂直作用于胞宫这块湿地。

带脉主管带下，在侧腹部，第十一根肋骨垂直下方与肚脐水平线的交点上。两侧对称互灸，找准穴位后，可以这样做：站起身来，用薄的湿纱布固定鹿茸片，左右手各拿一支点燃的艾条，对称艾灸，灸热后，停留几分钟，然后再次把鹿茸片滴湿，再灸热，连续灸三次，灸带脉结束。

下面依次是脾俞、肾俞、阴陵泉和三阴交。灸脾俞是为了增强脾气，在调理胃口的同时，用脾气升清化湿的功效，从脾的根源上解决带下的湿气。灸肾俞是为了强肾阳，温化女性的带下，什么时候也不要忘记肾阳这个底火。我们常说人接地气才会不生病，其实胞宫也只有接肾气，才不会性冷淡，带下才会正常。

湿气会下行至大腿内侧的阴陵泉和脚踝处的三阴交，患带下病的女性仔细看一下自己大腿的内侧，沿足太阴脾经的一条线向下，大多都发青紫色，偏胖一些的女性虽看不见青紫色，但用手轻轻一压就会觉得有疼痛感，这都是体内湿气重的表现。

阴陵泉和三阴交都是阴穴，也是湿气最喜欢藏身的地方。艾灸这两个穴位是让湿气上行不能，下行无处，上下夹击，最终把湿气彻底驱逐于体外。

金匮肾气丸是治肾阳虚的药，在治疗性冷淡、腰膝酸软的同时，通过内服药物补肾阳，也是为了间接地温化掉湿引起的带下病，结合艾灸的物理疗法，起到的是内外通治的效果。

鹿茸在这里起到的是什么功效呢？你一定会说，是壮阳药。的确，鹿茸内服可以壮阳，提高性功能，但盖在穴位上灸疗外用，通过药性的渗透就多加了补的功效，单靠灸性的温热，没有补的功效，那灸疗就是势单力孤，孤军奋战，隔鹿茸灸疗可以说是治病的援军、生力军。

花椒盐水熏洗法，
内痔外痔不难治

我们到底踩了痔疮的哪些"红线"？

我们都说十人九痔，这跟肛周特殊的生理结构有很大的关系。肛门周围的皮下有很多肛腺，也就是分泌腺，有时候你会感觉潮湿，这是因为分泌物过多，可能诱发了肛窦炎。

再就是肛门周围是很多小的动脉和静脉的吻合处，这些微小的血管复杂交错，最容易形成血栓。

动物趴着走路，因为与地面平行，肛周这些微小的血管承受的压力就会小很多；而人站着走路，重力向下，肛周承受的压力就大。

生活中有三种人最容易得痔疮，一是长时间坐办公室的人，因为重力全集中在了臀部那儿，导致肛周承受的压力增大。

第二是便秘的人和长期腹泻的人。便秘时用力解大便，肛周的压力最重；而长期腹泻的人，肛门周边的腺体因为卫生条件的关系，也容易感染。这些因素给痔疮创造了合适的环境和条件，于是，内痔、外痔、混合痔、血栓性外痔、静脉曲张性外痔等，就会找上门来。

还有一个最特殊的群体，就是孕期的女性。孕期的女性随着胎儿的体积逐渐增大，骨盆和肛周的压力也会日渐增大，几乎所有生过孩子的女性都患有痔疮，深受痔疮的折磨。

痔疮的痛谁知道？

怎么判断自己是不是得了痔疮呢？

大便带血是痔疮的第一信号。大便还没有解下来，用卫生纸一擦就有鲜红的血，这种情况多数在肛门周围会摸到一个肿大的包，这是外痔。其实有时候外痔在没有继发感染的时候，是没有什么症状的，也就是说肛周有包，不红不肿，就一个小皮坠，但如果吃辣、便秘、久坐、不注意卫生，这些因素惹到它的时候，它就会肿大，肿大就会痛，再经过白天活动后的摩擦，就会破皮出血，形成炎性外痔，疼痛难忍。

如果没有肿大的包，解大便的时候却有一种撕裂般的痛，这多数就是肛裂。肛裂的痛是最要命的，以至人每次解大便就像过鬼门关一样，搞得死去活来。

最多的还是内痔，内痔在肛门以上直肠黏膜的位置，外面是看不到的，但解完大便的时候，由于挤压过度会引起痔上动脉破裂出血。动脉破裂出血可和静脉出血不一样，是那种喷射性的，顺着肛门处会有很多鲜红的血流出，这样反复出血是件很可怕的事情，轻者可引起贫血，重者可能引起低血压休克。

以上就是最常见的外痔、内痔、肛裂的辨别方法。还有很多没有跟大家提到，比如像肛瘘、高位复杂性肛瘘、混合痔和肛周脓肿，这些都是必须去医院做手术才能治好的病。治疗这些病有多痛苦，想必大家早有耳闻。

有没有不受这份罪的办法？有。当病情发展到非得去医院做手术的时候，一般都是因为你没有很好地防治，在内痔或外痔的时候不管不顾，任由其发展，或治疗的方法不对，才会由小病发展到上手术台的地步。

防治得当，赶跑"麻烦"不麻烦

如何防治常见的内痔和外痔？

以下讲述的一些方法简单易操作，可以一生备用，也可以帮家里人去调理。

解决内因是防治生痔疮最有效的方案。内因一个是便秘，一个是慢性腹泻。怎么解决便秘问题，我在前面专门提到过，这里就不再多说。

关于慢性腹泻，很多都是急性腹泻没能彻底治愈或没有得到有效的治疗，变成了慢性腹泻，甚至还发展成慢性直肠炎或慢性结肠炎等。后面的这两种慢性肠炎都是很棘手的病，有时候还需要反复多次灌肠才能治愈。

所以说，无论治什么病都应该尽早从小病入手，轻的症状我们可以自治自调。如果是因为脾虚引起的腹泻，可以吃参苓白术丸或补中益气丸之类的中成药调治，调治的时候一定要忌食生冷和刺激性的食物。肠道和胃一样，都需要时间和正确的方法去养护。方法对路，基本上都会养好，永远要记住那些生冷、辣、过饥、过饱、过食油腻等不良的饮食习惯，会无休止地损耗胃肠，最后你都是要付出代价的。

痔疮的克星：花椒熏洗法

我在进修肛肠科的时候，我们主任会告诉所有病人一个外洗方，一个防治痔疮病的外洗方。老主任干了一辈子肛肠科，从他口中道出的方法必定是精华。其实这个方法也源自中医的熏蒸和外洗法，几乎不用花钱，便宜实用，我现在就把这个方法详细给大家讲讲。

拿一把花椒，红皮的花椒就可以，一把差不多有 20 克，放在半锅水里煮。大火烧开后，再用文火煮十分钟，关火后再盖上盖子闷五分钟，五分钟后滤去里面的花椒粒，放入一小撮食盐，大概 10 克，搅匀。然后把花椒水倒在一个干净的盆里，这时候由于水很烫不能洗，要先坐在盆口上熏，一直熏到水温可以入手了，差不多五六十摄氏度的样子，就开始用手外洗肛门处，一直洗到水差不多要凉的时候为止。

炎性外痔的人一天至少要洗两次，肛裂或内、外痔出血的人，每次解完大便最好都洗，但一定要注意盆子要用厚的熟塑料盆，一是不容易烫伤，再就是还能承重。

花椒盐水这个方法，最适合内痔、外痔和肛裂，对混合痔也可减轻症状。

但有两类患者不适合用这个方法，一是肛瘘患者，一是肛门脓肿患者。肛瘘患者不能洗，是因为肛瘘外口在肛门旁，内口在直肠里，而这个瘘里全是感染的腐肉，洗不但不会减轻症状，还会让疼痛加剧。

另外，肛门脓肿的患者也不适合洗，肛门脓肿就像是身上长疖肿一样，肛门周围红肿跳痛，因为肛周是神经的密集区域，所以说脓肿长在肛门处比长在皮下要痛得多。这种情况应该赶紧让外科医生切开，把里面的脓液引流出来，所以说这种情况也不能用花椒盐水这个外洗的方法，若想暂时缓解这种疼痛，可以用薄毛巾包裹冰块外敷。

用花椒盐水这个方法熏洗完之后，内痔可以用马应龙或其他牌子的栓剂，塞进直肠，让内痔直接吸收药效；外痔可以涂马应龙痔疮膏、夫西地酸、莫匹罗星之类的消炎药膏，这些抗菌消炎的药膏能直达病灶，强于口服消炎药，一般情况下，这类比较轻的痔疮都可以解决。一定要记住，自己掌握早期调治的方法，后期就会少受很多罪，少花很多钱。